临床儿科常见病诊断与治疗

徐新维　张　洁　司庆英　韩仁杰　主编

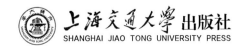

上海交通大学出版社
SHANGHAI JIAO TONG UNIVERSITY PRESS

内容提要

全书对儿科常见疾病的病因、发病机制、临床表现、诊断、鉴别诊断、治疗和预后等方面进行了比较深入的阐述。本书条理清晰，重点突出，内容紧跟国内外医学最新进展，集科学性、系统性、可操作性于一体，既有一定深度和广度，又有实际应用价值，是一本专业性较强的临床儿科学书籍。适用于广大儿科医师在临床实际工作中进行参考以拓展临床思维、更新医学知识、提高专业技能。

图书在版编目（CIP）数据

临床儿科常见病诊断与治疗 / 徐新维等主编. --上海 ： 上海交通大学出版社，2021

ISBN 978-7-313-26097-0

Ⅰ．①临… Ⅱ．①徐… Ⅲ．①小儿疾病－常见病－诊疗 Ⅳ．①R72

中国版本图书馆CIP数据核字（2021）第265267号

临床儿科常见病诊断与治疗
LINCHUANG ERKE CHANGJIANBING ZHENDUAN YU ZHILIAO

主　　编：徐新维　张　洁　司庆英　韩仁杰

出版发行：上海交通大学出版社　　　　　　　地　　址：上海市番禺路951号

邮政编码：200030　　　　　　　　　　　　电　　话：021-64071208

印　　制：广东虎彩云印刷有限公司

开　　本：710mm×1000mm 1/16　　　　　经　　销：全国新华书店

字　　数：231千字　　　　　　　　　　　　印　　张：13.25

版　　次：2023年1月第1版　　　　　　　　插　　页：2

书　　号：ISBN 978-7-313-26097-0　　　　　印　　次：2023年1月第1次印刷

定　　价：198.00元

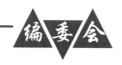

编委会

主　编

徐新维　张　洁　司庆英　韩仁杰

副主编

陈颢予　张重美　陈奕铭　韩旭玲

编　委（按姓氏笔画排序）

司庆英（齐河县人民医院）

刘　娜（菏泽市定陶区人民医院）

张　洁（潍坊市奎文区妇幼保健院）

张重美（沂源县中医医院）

陈奕铭（甘肃省妇幼保健院）

陈颢予（甘肃省妇幼保健院）

徐新维（东营市人民医院）

韩仁杰（淄博市中西医结合医院）

韩旭玲（栖霞市人民医院）

主编简介

◎ 徐新维

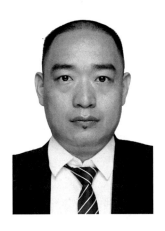

男，1976年生，副主任医师，毕业于滨州医学院、临床医学专业，现就职于山东省东营市人民医院儿科，兼任滨州医学院讲师、东营市医师协会委员、东营市医学会委员。擅长儿科常见病诊断与治疗。曾获重大抢救奖3次，"优秀工作者""先进个人"等多项荣誉称号。发表论文6篇。

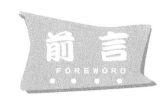

前言
FOREWORD

　　随着科学技术的迅猛发展,医学发生了日新月异的变化,儿科疾病的预防、诊断及治疗的理论和技术也在不断更新。应用先进的诊断技术和治疗方法对儿童疾病给予及时、正确的治疗,以促进儿童早日康复并健康地发育成长,是广大儿科工作者的神圣职责。为了儿童的健康成长,终日忙于临床诊疗工作的广大儿科医师需要在较短的时间内查阅到全面且专业的诊疗技术知识来指导临床工作。鉴于此,我们总结归纳了儿科学的理论知识和诊治经验,编写了《临床儿科常见病诊断与治疗》一书。

　　全书紧密结合临床,共8章。第一至二章重点阐述了儿科系统解剖与儿科基本技能操作。第三至八章详细介绍了新生儿疾病、消化系统疾病、呼吸系统疾病、泌尿系统疾病等儿童相关疾病,对其常见疾病的病因、发病机制、临床表现、诊断、鉴别诊断、治疗和预后等方面进行了比较深入的阐述。本书条理清晰,重点突出,内容紧跟国内外医学最新进展,集科学性、系统性、可操作性于一体,既有一定深度和广度,又有实际应用价值,是一本专业性较强的临床儿科学书籍。本书对广大儿科医师拓展临床思维、更新医学知识、提高专业技能有良好的指导作用,适合其在临床实际工作中进行参考。

由于医学科学技术的飞速发展,儿科学的内容繁多、更新较快,加上编者编写经验不足、编写时间仓促,书中存在的疏漏和错误之处,恳请广大读者批评指正,以共同进步。

《临床儿科常见病诊断与治疗》编委会

2021 年 10 月

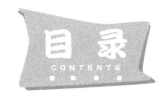

目录

CONTENTS

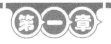

儿科系统解剖

第一节 小儿呼吸系统

一、胎儿时期肺的发育

胎儿时期肺的发育要为出生后能完成生理需要的呼吸功能做准备,这是一个极为复杂的过程。除形态学发育外,还要准备出生后肺从分泌器官到气体交换器官的转变,并建立与之相适应的肺循环。

成人从气管到肺泡逐级分支共 23 级:0~16 级为传导区,包括从气管到毛细支气管各级分支;17~19 级为移行区,由呼吸毛细管构成;20~23 级为呼吸区,由肺泡管及肺泡囊组成,为肺的呼吸部分。胎儿肺的发育分 5 期,包括胚胎期、腺期,成孕期、成囊期、肺泡期。

(一)胚胎期(4~6 周)

呼吸系统的发育始于内胚层及间胚层,于妊娠 26~28 天开始,在前原肠的内胚层出现原始气道,并很快分为左、右总支气管,为"肺芽",肺段支气管在妊娠 5~6 周建立。

(二)腺期(7~16 周)

由于本期的肺组织切片与腺泡相似,故有此名。气管分支总数的 45%~75% 在妊娠 10~14 周已确定。到 16 周,呼吸道的所有传导区均已出现。此后的发育只有长度和管径的增长,而无数目的增加。移行区呼吸毛细支气管的发育于 14~16 周开始。到本期末,原始气道开始形成管腔,此期气管与前原肠分离,分离不全则形成气管食管瘘,是重要的先天畸形。

(三)成管期(17~27周)

此期支气管分支继续延长,形成呼吸管道,细胞变为立方或扁平,开始出现有肺Ⅱ型细胞特点的细胞,并有了肺腺泡的基本结构。毛细血管和肺的呼吸部分的生长为本期特点,毛细血管首先出现于间质,逐渐向肺泡靠近。

(四)成囊期(28~35周)

末端呼吸道在此期加宽并形成柱状结构,称为肺泡小囊。

(五)肺泡期(36周~生后3岁)

本期出现有完整的毛细血管结构的肺泡,肺泡表面扩大,这是肺泡能进行气体交换的形态学基础,肺呼吸部的主要发育是在生后。但肺能在子宫外完成气体交换作用,尚需有肺表面活性物质的参与。只在进入本期以后,胎儿呼吸道内液体中才出现肺表面活性物质。肺泡成熟的时间和进程受内分泌控制,甲状腺素有促进肺泡分隔作用。肺泡的形成也受物理因素影响,胎儿肺液对肺的伸张和胎儿呼吸对肺周期性的扩张都是肺泡腺泡发育所必需的。膈疝、羊水过少或胎儿呼吸停止(脊髓病变)都会造成肺发育不良。

二、围生期呼吸生理

(一)肺液的作用

胎儿肺从成管期开始即充有液体,其含量为20~30 mL/kg,大致与功能余气量相当。肺液是肺泡细胞主动分泌的产物,其中含有表面活性物质。肺液对以空腔为特点的肺泡的发育有重要影响。由于肺液的存在,胎儿的肺并非处于完全萎陷状态,因此在一定程度上减少了出生时肺膨胀的困难。若初生婴儿出现大片肺不张,必有病理原因,不可简单地认为是由出生后肺未能扩张所致。胎儿的肺液部分上升到咽部被咽下,部分进入羊水。

(二)生后呼吸的建立

自妊娠11周起,胎儿在宫内有55%~90%的时间呈现呼吸动作。胎儿呼吸通常不受血液化学刺激控制,而与神经调节有关,但严重宫内窒息引起的血液气体改变仍可刺激胎儿呼吸。

分娩时胎儿经过产道受挤压,肺液被压出约1/3。胎儿头、胸娩出后,胸部从被压状态复原,将空气"吸入"上呼吸道。在环境温度、光、声、重力改变和血液pH及氧分压下降等刺激因素综合影响下,皮肤和肺部感受器传入刺激的作用,引致第一次吸气。由于需要克服肺的表面张力,第一次吸气所需的负压是人的一生中最大的吸气负压,约 4.9 kPa(50 cmH$_2$O),最大可达 9.8 kPa(100 cmH$_2$O)。第一次吸入气量约 50 mL,其中 20～30 mL 留在肺内组成功能残气的一部分(约占功能余气量的 30%)。几次呼吸后,肺进一步膨胀,吸气负压逐渐下降,功能残气达到正常水平。第一次吸气后,由于负压作用,肺液进入间质;在生后数小时内被毛细血管和淋巴系统所移除。如果生后 24 小时内肺液吸收不全,可引起呼吸困难。早产儿胸廓软,难以产生较大的负压,加以血浆蛋白低,不利于肺液的吸收。

生后呼吸的建立与循环的建立密切相关。胎儿的肺循环以高阻力低流量为特点。出生后,由于胎盘循环停止和肺的充气,很快转变为低阻力高流量的循环,结果导致卵圆孔(生后 2 小时)和动脉导管(生后 6～12 小时)的功能性关闭。当肺通气不足和缺氧时,可重新开放,引起右到左分流。

(三)肺表面活性物质的作用

肺泡的上皮细胞主要有 I 型和 II 型两种。I 型细胞直径 50～60 μm,它们覆盖大约 96% 的肺泡表面。II 型细胞直径 10 μm,占肺泡细胞总数的 60%,位于多面形肺泡的成角处,胞浆内的板层小体含有多数嗜锇酸物质,主要为磷脂,是表面活性物质的储存处。表面活性物质是由肺 II 型细胞合成的。

肺表面活性物质分布于肺泡表面,是磷脂蛋白复合物。磷脂约占 80%,其中主要的二棕榈酰磷脂酰胆碱占它的 70%～80%,是降低表面张力的重要成分。肺表面活性物质中蛋白约占 10%,分为 SP-A、SP-B、SP-C、SP-D 4 种。亲水的 SP-A 有多种重要功能,对肺上皮细胞摄取表面活性物质进行再循环起作用,更可促进肺泡吞噬细胞的活性,抵抗渗出到肺泡的物质对肺表面活性物质的抑制作用,疏水的 SP-B 和 SP-C 可促进磷脂在肺泡气-液界面的吸附和扩展,并有助于单分子层的形成和稳定。SP-D 的功能不明。表面活性物质的主要作用包括:①减低肺泡表面张力;②保持肺泡的稳定性;③减少液体自毛细血管向肺泡渗出;④防御功能。在胎儿发育过程中,具有表面活性作用的卵磷脂的合成途径有二:一为通过磷酸胆碱移换酶合成,此途径通常在新生儿开始呼吸后才起作用;另一途径为通过甲基移换酶合成,此途径于胎儿22～24 周开始起作用,随胎龄增加而加强。但羊水中要到妊娠 30 周才能检测到磷脂,提示表面活性物质分泌到肺泡要晚于 II 型细胞的合成。

妊娠 34 周以前出生的早产儿,肺表面活性物质的合成可能不足。酸中毒、缺氧、低温等因素常使早产儿肺表面活性物质的合成减少,不能满足需要,导致新生儿呼吸窘迫综合征。当初生的早产儿费大力第一次吸气后将气体呼出,由于缺少表面活性物质,不能维持肺泡稳定,肺泡将萎陷(肺不张),以致第二次、第三次吸气仍需极大的负压,而呼气后仍为肺不张。其结果是肺不张导致缺氧,又使肺表面活性物质减少,以致肺不张更为加重,形成恶性循环。此即新生儿呼吸窘迫综合征的基本病理生理变化。

20世纪80年代以来,表面活性物质缺乏是新生儿呼吸窘迫综合征的基本病因,并且应用肺表面活性剂治疗该病已在临床上取得成功。

(四)新生儿初生时血气改变的特点及原因

根据中国医学科学院儿科研究所与北京医学院妇儿医院产科研究资料,143例不同时期正常新生儿血液气体分析结果见表1-1。①从初生时耳血的血气改变可知出生12小时内的新生儿大多有不同程度的代谢性酸中毒和呼吸性酸中毒,并有低氧血症,呈现为混合性酸中毒与窒息样的血气改变。②出生12小时后随着肺功能的改善,血气各项指标较初生时都有所进步。新生儿初生阶段血气变化的特点与分娩过程及胎儿出生后呼吸、循环的改变密切相关。分娩时,尤其是第二产程以后,由于母亲屏气、子宫收缩、胎盘血流减少等因素,均可影响胎盘与胎儿气体交换。胎儿娩出前都有"生理性"窒息。脐静脉血反映胎儿接受母亲方面的血液氧分压水平,均值仅3.9 kPa(29.2 mmHg),明显低于出生后动脉氧分压的数值。生后6小时以内碱剩余偏低,正是产程中缺氧造成代谢性酸中毒的结果。肺内残余液体于生后数小时内逐渐被吸收。初生后短时间肺内生理变化类似合并肺不张的肺水肿的恢复过程,这可解释初生阶段二氧化碳分压偏高和氧分压偏低的特点。

表1-1 不同时期正常新生儿动脉化耳血血气分析结果(143例)

日龄	pH		PCO$_2$kPa(mmHg)		PO$_2$kPa(mmHg)		BE(mmol/L)	
	均值	标准差	均值	标准差	均值	标准差	均值	标准差
出生~12小时	7.317	0.049	5.4(40.6)	0.5(3.91)	7.7(58.0)	0.8(6.22)	−5.4	3.03
12小时~4天	7.397	0.036	4.8(36.2)	0.4(3.62)	8.1(60.7)	0.8(5.91)	−1.9	2.29
4天~28天	7.385	0.042	5.0(37.4)	0.6(4.59)	8.4(62.8)	0.9(7.05)	−2.4	3.40

(五)新生儿出生前后血红蛋白的发育

妊娠10周以后胎儿血红蛋白占血红蛋白总量的95%,直到妊娠30周。至分娩时胎儿血红蛋白约占80%,生后1~2个月时占50%,6个月时只占5%。胎儿血红蛋白的氧亲和力高,氧离解曲线左移;与成人标准的氧离解曲线相比,在同样动脉氧分压时血氧饱和度(SO$_2$)偏高,有利于携氧。在新生儿时期,由于胎儿血红蛋白的关系,不宜用常规方法从氧分压推算SO$_2$。

三、小儿呼吸系统的发育及解剖特点

(一)鼻和鼻窦

婴幼儿没有鼻毛,鼻黏膜柔弱且富有血管,故易受感染,感染时由于鼻黏膜的充血肿胀,常使狭窄的鼻腔更加狭窄,甚至闭塞,发生呼吸困难。这说明即使在普通感冒时,婴儿也可能发生呼吸困难、拒绝吃奶以及烦躁不安。此外,婴儿时期鼻黏膜下层缺乏海绵组织,此后逐渐发育,到了性成熟期最为发达,所以婴幼儿很少发生鼻衄。而接近性成熟期时鼻出血才多见。

鼻窦在新生儿时只有始基或未发育,到青春期后才发育完善,由于婴幼儿鼻窦发育较差,故虽易患上呼吸道感染,但极少引起鼻窦炎。但上颌窦孔相对较大,鼻腔感染时可发生上颌窦炎。鼻泪管在年幼儿较短,开口部的瓣膜发育不全,位于眼的内眦,所以小儿上呼吸道感染往往侵及结膜。

(二)咽

咽为肌性管道,上宽下窄,形似漏斗,分鼻咽、口咽和喉咽三部分。咽部淋巴组织丰富,有的聚集成团,有的分散成簇,在咽部黏膜下有淋巴管互相联系,形成咽淋巴环,是咽部感染的防御屏障。严重的腺样体肥大是小儿阻塞性睡眠呼吸暂停综合征的重要原因。

1.腺样体

腺样体又称咽扁桃体或增殖体,在小儿6～12个月时开始发育,位于鼻咽顶与后壁交界,肥大时可堵塞后鼻孔,影响呼吸。

2.腭扁桃体

腭扁桃体即扁桃体,是咽部最大的淋巴组织,位于两腭弓之间,新生儿时期不发达,到1岁末,随着全身淋巴组织的发育而逐渐长大,4～10岁时发育达最高峰,14～15岁时又逐渐退化,由此可以说明咽峡炎常见于学龄儿童,而1岁以下婴儿则很少见。扁桃体具有一定的防御功能,但当细菌藏于腺窝深处时,却又成为慢性感染的病灶。

3.耳咽管

年幼儿耳咽管较宽,短且直,呈水平位,因此患感冒后易并发中耳炎。

(三)喉

新生儿喉头位置较高,声门相当于第3～4颈椎的水平(成人相当于第5～6颈椎的水平),并向前倾斜。气管插管时需将喉头向后压以利于暴露声门。

6 岁时声门降至第 5 颈椎水平,但仍较成人为高。小儿喉腔呈漏斗形,分为声门上区、声门区和声门下区。声门区包括室带和声带,声带的前 3/5 为发音部分,后 2/5 位于杓状软骨之间的为呼吸部分。声门以下至环状软骨以上为声门下区,是小儿呼吸道最狭窄处,与成人最狭窄部在声门不同,选择气管插管时应予注意。婴幼儿声门下区组织结构疏松,炎症时容易发生水肿,引起喉梗阻。

（四）气管、支气管

新生儿气管长度 78％在 3.5～5 cm。气管分叉在新生儿位于第 3～4 胸椎,而成人在第 5 胸椎下缘。右侧支气管较直,有似气管的直接延续,因此气管插管常易滑入右侧,支气管异物也以右侧多见。新生儿末梢气道相对较宽,从新生儿到成人肺重和肺总量增加 20 倍,气管长度增加 3 倍,直径增加 4 倍,而毛细支气管只增加 2 倍,但其壁厚增加 3 倍。毛细支气管平滑肌在生后 5 个月以前薄而少,3 岁以后才明显发育,故小婴儿的呼吸道梗阻除因支气管痉挛外,主要是黏膜肿胀和分泌物堵塞。婴儿支气管壁缺乏弹力组织,软骨柔弱,细支气管无软骨,呼气时易被压,造成气体滞留,影响气体交换。由于胎儿时期气道的发育先于肺泡的发育,新生儿的肺传导部分多,呼吸部分少,故无效腔/潮气量比例大（成人为 0.3,新生儿为 0.4,早产儿为 0.5）,其结果呼吸效率低。呼吸道阻力与管道半径 4 次方成反比,由于管径细小,婴儿呼吸道阻力绝对值明显大于成人,在呼吸道梗阻时尤为明显。

（五）肺

肺泡直径早产儿仅 75 μm,新生儿为 100 μm,成人为 250～350 μm。足月新生儿肺泡数目仅为成人的 8％。新生儿肺泡数目约 2 500 万,而成人肺泡数约 3 亿。生后肺的发育分为 2 期:第 1 期从出生到生后 18 月,此期肺气体交换部分的面积和容积有不成比例的快速增长,毛细血管容积的增长更快于肺容积,不但有新肺泡间隔出现,更伴有肺泡结构的完善化,其结果是肺泡的发育可在 3 岁以前完成,而不是以前的观点,认为肺泡的发育完成要到 8 岁。第 2 期肺脏所有组织均匀生长,虽然还可有新肺泡生出,但主要是肺泡体积的增加。肺泡面积初生时为 2.8 m^2,8 岁时为 32 m^2,到成人期为 75 m^2。

在成人肺泡间有肺泡孔,在气道梗阻时起侧支作用,在婴幼儿要到 2 岁以后才出现肺泡孔,故新生儿无侧支通气。婴儿肺泡表面积按公斤体重计算与成人相似,但婴儿代谢需要按公斤体重计算,远较成人高,因此婴儿应付额外的代谢需要时,呼吸储备能力较小。小儿的肺叶以及其各肺叶的界线,与成人大致相同。但 2 岁以内小儿肺叶之间的肺裂隙常不明显,有时仅在肺的表面呈一浅沟。在婴幼儿时期,肺上、中两叶往往尚未分开。

(六)肺门

肺门包括大支气管、血管和大量的淋巴结(支气管肺淋巴结、支气管叉部淋巴结和气管淋巴结)。肺门淋巴结与肺脏其他部位的淋巴结互相联系。因此肺部各种炎症均可引起肺门淋巴结的反应。肺间质气肿时气体可经过肺门进入纵隔,形成纵隔气肿。

(七)呼吸肌与胸廓

婴儿胸廓前后径略等于横径,生后 2 年内渐变椭圆形。初生时肋骨主要为软骨,随年龄增长逐渐钙化。婴儿肋骨与脊柱几乎成直角,吸气时不能通过抬高肋骨而增加潮气量。婴儿胸部呼吸肌不发达,主要靠膈呼吸,易受腹胀等因素影响,而且婴儿的膈呈横位,倾斜度小,收缩时易将下部肋骨向内拉,胸廓内陷,使呼吸效率减低。由于婴儿胸壁柔软,用力吸气产生较大负压时,在肋间,胸骨上、下和肋下缘均可引起内陷,限制肺的扩张。由于吸气时胸廓活动范围小,尤以肺的后下部(脊柱两旁)扩张受限。呼吸肌的肌纤维有不同类型,其中耐疲劳的肌纤维在膈肌和肋间肌于早产儿不到 10%,足月儿占 30%,1 岁时达成人水平,占 50%~60%。故小婴儿呼吸肌易于疲劳,成为导致呼吸衰竭的重要因素。

(八)胸膜及纵隔

小儿胸膜较薄,纵隔较成人相对地大,其周围组织柔软而疏松,所以胸膜腔有较大量液体时,常易引起纵隔器官移位。又由于纵隔在胸廓内占据较大空间,限制了吸气时肺脏的扩张。

四、小儿呼吸的生理特点及功能检查

(一)小儿呼吸的生理特点

呼吸的目的是排出二氧化碳,吸进新鲜氧气,保证气体交换的正常进行。小儿呼吸的特点以婴儿时期最为明显。

小儿肺脏的容量相对得较小,潮气量的绝对值也小于成人。按体表面积计算,肺容量比成人小 6 倍,潮气量也较小。而代谢水平及氧气的需要则相对地较高。按体表面积计算,1 岁小儿的静息能量代谢为成人的 1.6 倍,而潮气量仅为成人的 40%~50%,从满足机体代谢需要考虑,小儿的肺容量处于相对不利的地位。由于小儿胸廓解剖特点的限制,要满足机体代谢的需要,只有采取浅快的呼吸作为消耗能量最少的方式,故小儿呼吸频率较快。年龄越小,呼吸越快。

高度柔软的胸壁使婴儿在呼吸负担增大时难于有效地增加通气量。婴儿横膈肌纤维的化学成分和解剖特点,决定了婴儿在呼吸负担增加时易于出现呼吸肌疲劳。由于婴儿功能残气相对得小,其肺内氧储备也相对得小于成人,但氧消耗量却相对地较高,因此在呼吸功能不全时易出现氧供应不足。值得注意的是新生儿组织耐受缺氧的能力比成人强,可能与新生儿细胞在缺氧时可代谢乳酸和酮体有关。

小儿由于以上的呼吸特点,在应付额外负担时的储备能力较成人差。如婴幼儿肺炎时,其代偿缺氧的呼吸量最多增加 2.5 倍,故易发生呼吸衰竭。

呼吸神经调控的总目标是从能量消耗和机械角度,用最经济的方法维持血气的稳定。这项工作是通过感受器(气道、外周和中枢化学感受器)、中枢(脑桥和延髓的神经元)、呼吸肌(肋间肌、膈肌)反馈环来完成的。呼吸中枢根据生理需要,对不同刺激可有不同调控,新生儿和小婴儿与儿童又有所不同。如婴儿吃奶时,由于部分呼吸肌受抑制,可有暂时的通气下降。新生儿对输入刺激敏感,喉反射可强烈抑制呼吸,如小婴儿误吸和强烈的喉刺激可发生窒息。从临床角度,反馈环的传出系统是更容易发生呼吸障碍的部分,特别是婴幼儿时期。有效的通气需要各部分呼吸肌的协同作用,新生儿时期协调能力差,小婴儿快速动眼睡眠时间长,此时肋间肌受抑制,加之极大的胸廓顺应性,导致吸气时胸廓下陷,呼吸负担加重。

(二)小儿时期呼吸动态

婴儿时胸廓活动范围小,呼吸肌发育不全,所以呼吸时肺主要向膈肌方向扩张,呈腹(膈)式呼吸。2 岁时小儿已会行走,腹腔器官下降,肋骨前端逐渐下降而形成斜位,与脊柱间形成锐角,呼吸肌也随年龄而逐渐发达,吸气时胸腔的前后径和横径显著增大,于是小儿开始出现胸腹式呼吸。7 岁以后混合式呼吸占 4/5,腹式占 1/5。

(三)儿童呼吸功能的检查

呼吸功能检查是了解呼吸系统疾病病情的重要手段,它为诊断病情,评价治疗效果都能提供重要信息。5 岁以上小儿渐能合作,可做较全面肺功能检查,主要项目如下。

1.肺容量

(1)潮气量:指安静呼吸时每次吸入或呼出的气量。

（2）肺活量：指一次深呼吸的气量，代表肺脏扩张和回缩的能力。凡使肺呼吸活动受限制的疾病（如胸膜炎、肺纤维化），均可使肺活量减少。

（3）功能余气量：指平静呼气后残留在肺内的气量。肺脏体积与肺弹性回缩力的改变是影响功能残气的重要因素。肺气肿时肺弹性回缩力下降，功能残气增加。肺炎、肺水肿等肺实质病变时功能残气减少。

（4）残气量：指用力呼气后残留在肺内的气量。

（5）肺总量：指肺活量与残气容积之和。正常儿童残气/肺总量的值<0.3，阻塞性肺疾病时此值增大。

肺容量的检查通常以肺量计进行，但功能余气量及残气容积的检查需以氮稀释法或体积描记法另行测定。图1-1示肺容量的各个组成部分。

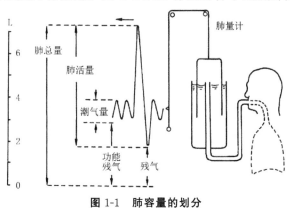

图1-1　肺容量的划分

2.通气功能

通气功能检查大致分两方面，一方面是基于用力呼气的检查，重点在了解气道阻塞情况，另一方面是了解通气的能力和效率。

（1）用力肺活量（FVC）：深吸气后用最大力量最快呼出的气量。1秒用力呼气容积（FEV_1）指深吸气后1秒内快速呼出的气量，$FEV_1/FVC\%<70\%$提示气道阻塞，如哮喘患者。

（2）最大呼气流速-容量曲线：检查时患者做法与深吸气后做用力肺活量相同，但将曲线描记为以流速为纵坐标、肺容量为横坐标的图形（图1-2）。从图中的呼气曲线可知，正常的呼气流速峰值在75%以上肺活量时，此后流速渐降，为与用力无关的部分。通常以V_{50}和V_{25}表示50%和25%肺活量时的流速。它们可比FEV_1较敏感地反映小气道的病变。在阻塞性肺疾病早期，V_{50}和V_{25}即下降。最大呼气流速峰值亦可用简易的最大呼气流速计测量，可用于筛查或疗效观察，但不够敏感。

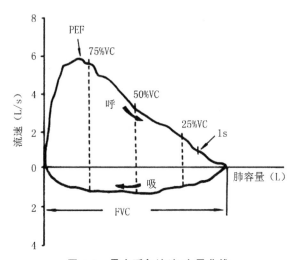

图 1-2 最大呼气流速-容量曲线

VC:肺活量;FVC:用力肺活量;PEF:最大呼气流速

（3）最大通气量:每分钟内所能呼吸的最大气量。通常根据 12 秒的呼吸量计算而得,它是反映总的呼吸功能和呼吸储备能力的重要指标,与肺弹性、胸廓弹性、气道阻力和呼吸肌能力有关。由于费力较大,小儿通常不做此项检查。

（4）呼吸无效腔与肺泡通气量:无效腔是每次呼吸中未进行气体交换的部分。生理无效腔包括解剖无效腔和肺泡无效腔两部分,正常人肺泡无效腔甚小,生理无效腔与解剖无效腔几近相等。生理无效腔占潮气量比例（V_D/V_T）是表明通气效率的重要指标,有重要临床意义。肺泡通气量是每分钟通气量减去无效腔呼吸量后的通气量,即代表有效通气量,是反映肺脏通气功能的一项基本指标。若代谢情况不变,肺泡通气量减低,动脉 PCO_2 将增高。

3.肺顺应性和呼吸道阻力

呼吸系统的总顺应性包括胸廓顺应性和肺顺应性。顺应性反映弹性阻力,以单位压力改变引起的肺体积变化表示。气道阻力反映气道阻塞情况,以每秒内 1 L 气流所产生的压力差表示。二者测定技术均较复杂,临床不常用。但肺活量可在一定程度反映顺应性的改变;气道阻力的变化可从用力呼气的通气功能检查中得到了解。

由于呼吸功能检查的数值受年龄、性别、身高、体重诸因素的影响,以及受检查方法、仪器与患儿合作程度的限制,正常波动范围较大,其评价要结合临床考虑。通常以实测值占预计值 80% 以下为呼吸功能减损,50% 以下为严重减损。由于应用仪器不同,根据其结果所计算预计值公式可有很大不同。通常可根据自家实验室肺功能仪测量结果得出的预计值公式来评价患者的肺功能改变。常规肺功能检查的一项重要作用是区别阻塞性与限制性通气功能障碍。

4.换气功能

换气功能是反映气体在肺泡和血液间的交换。临床实用的有下列3项,这些检查方法不需患儿合作,对婴幼儿亦可应用。

(1)肺内分流量:吸纯氧半小时后取动脉血测定PaO_2及$PaCO_2$,计算公式如下。

$$吸纯氧后肺泡氧分压(P_AO_2)=当日大气压-(47+PaCO_2)$$

$$肺内分流量(\%)(Q_S/Q_T)=\frac{0.0\ 031(P_AO_2-PaO_2)}{5+0.0\ 031(P_AO_2-PaO_2)}$$

注意:当心排血量有明显变化时,此公式误差增大。

为简便计算,临床上可根据不同吸入氧浓度及动脉氧分压从图中查出肺内分流量的大概数值(图1-3)。

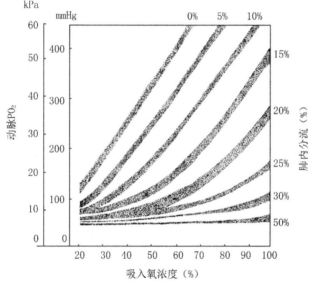

图1-3 肺内分流量计算图

肺内分流增加是肺病变引起严重血氧下降的主要原因。肺炎、肺不张、肺水肿等凡能使肺泡通气功能丧失,肺泡毛细血管血流不能与肺泡气接触者均可使肺内分流增加。重症婴儿肺炎时,肺内分流可占心排血量的$30\%\sim50\%$。

(2)肺泡动脉氧分压差($P_{(A-a)}O_2$):可根据下列公式计算。

$$吸入气PO_2=(大气压-47)\times吸入氧浓度\%$$

$$肺泡气 PO_2(P_AO_2) = 吸入气 PO_2 - \frac{PaCO_2}{呼吸商}$$

（为简便计算呼吸商可以 0.8 代入）

肺泡动脉氧分压差$(P_{(A-a)}O_2 = P_AO_2 - PaO_2$

将"（为简便计算呼吸商可以 0.8 代入）"的结果代入肺泡动脉氧分压差$(P_{(A-a)}O_2) = P_AO_2 - PaO_2$ 中即可得出 $P_{(A-a)}O_2$。

依以上方法，若已知吸入氧浓度及动脉血气（PaO_2 及 $PaCO_2$）数值，即可计算 $P_{(A-a)}O_2$。应该指出，在病理情况下，由于呼吸商的改变，可有较大误差，但正常小儿上限不超过 4 kPa(30 mmHg)。$P_{(A-a)}O_2$ 增加提示换气功能障碍，但在循环不良，混合静脉血氧下降时，此值亦可增大。因此，在评价它对诊断上的意义时要有分析。根据检查可知，在婴幼儿肺炎，$P_{(A-a)}O_2$ 在 4 kPa(30 mmHg) 以上者占 90% 以上，可见其普遍性。

（3）生理无效腔：比较有意义的是测定 V_D/V_T。假定肺泡气 PCO_2 可用动脉血的 $PaCO_2$ 代表，收集全部呼出气，用血气分析仪测定其 CO_2 分压（P_ECO_2），则可根据下列公式计算 V_D/V_T。

$$V_D/V_T = PaCO_2 - P_ECO_2/PaCO_2$$

正常婴儿 V_D/V_T 值约 30%。危重肺炎时呼吸表浅，呼吸无效腔可占潮气量 90% 以上，使大部分气体徒然在气道内流动，不能进行有效的气体交换。临床上可用下列简便方法推测是否有换气功能障碍：计算 $PaCO_2$ 与 PaO_2 之和，此值通常在 14.7～18.7 kPa(110～140 mmHg)；此值 <14.7 kPa (110 mmHg)，包括吸氧患者，提示有换气功能障碍；此值 >18.7 kPa (140 mmHg)，不包括吸氧患者，可能有技术误差。

5.血液气体分析

呼吸功能的最终目的是维持血液气体的正常组成，因此血液气体分析是了解患儿呼吸功能是否可满足基本生理需要的可靠方法。在呼吸、循环和肾衰竭时，血液气体分析对诊断和治疗都有重要作用。在婴幼儿时期因其他呼吸功能检查方法较难进行，微量血液气体分析更显重要。一般均以动脉或热敷后动脉化毛细血管血为标准。

血液气体分析与酸碱平衡密切相关，二者常同时进行，各项检查的意义分述如下。

（1）血氧分压（PO_2）：代表物理溶解于血液内的氧。在呼吸系统疾病中，它是反映肺脏换气功能的重要指标，常可提示肺实质病变的程度。正常成人动脉

PO_2为 10.7～13.3 kPa(80～100 mmHg),7 岁以下小儿由于肺泡弹性尚未发育,闭合容量相对得较大,PO_2偏低,婴幼儿 PO_2 平均仅约 9.3 kPa(70 mmHg),7 岁后渐达成人水平。由于血氧解离曲线的特点,通常 PO_2 在 8 kPa(60 mmHg)以下才会对患儿有不利的临床影响。

(2)PCO_2:代表物理溶解于血液内的二氧化碳,是衡量肺泡通气量的重要指标。小儿 PCO_2 偏低,婴幼儿更低,这是因为婴幼儿肾功能较差,酸性代谢产物的排出需消耗体内较多的碱储备,使血液 HCO_3^- 处于较低的水平,机体为了维持 pH 在正常范围,PCO_2 代偿地处于较低的水平。婴儿 PCO_2 平均 4.7 kPa(35 mmHg),此后逐渐增高,至 18 岁后达到 5.3 kPa(40 mmHg),即正常成人的水平。PCO_2 增高表示肺泡通气量不足,可为原发的呼吸性酸中毒或为代谢性碱中毒的代偿。PCO_2 减低表示通气过度,可为原发的呼吸性碱中毒,或为代谢性酸中毒的代偿。

(3)pH:血液 pH 由 PCO_2 及 HCO_3^- 所决定,正常范围在 7.35～7.45。血液气体分析中最应受重视的是 pH 的改变。因其他指标只反映某一项原发或继发改变的程度,而 pH 所反映的则是包括机体调节作用在内的最终结果。PO_2 或 PCO_2 的改变,都可通过代谢或循环途径进行一定的代偿,而 pH 下降则是机体代偿能力不足或丧失的反映。由二氧化碳潴留和缺氧所致的严重酸中毒,pH 可降至 7.2 以下,严重干扰细胞代谢及心、脑等重要脏器的功能,应紧急处理。

此三项为常规血液气体分析直接测定的指标,其他项目为间接计算所得结果。

(4)SO_2:即血红蛋白含氧的百分数。SO_2 的多少与 PO_2 和氧血红蛋白氧解离曲线有关,它不但反映肺脏情况,还反映血液运输氧的能力,成人动脉 SO_2 约为 96%,婴幼儿为 93%～95%。

(四)婴幼儿的呼吸功能检查

婴幼儿不能合作,多数在儿童可用的检查方法难以在婴幼儿身上进行,由于医学检测仪器和微电脑技术的进展,一些基本的肺功能检查项目(通气功能、呼吸力学)亦可应用于婴幼儿。目前婴幼儿呼吸功能的检查多只应用于科研工作。

1.婴幼儿通气功能

根据中国医学科学院儿科研究所对婴幼儿的检查结果,其主要通气功能的数值见表 1-2。1 岁以内小儿的潮气量平均为 42 mL,约为成人的 1/12,按体表面积计算亦仅为 40% 左右;而每分钟通气量及二氧化碳排出量按体表面积计算,婴幼儿则与成人相近。对小儿潮气量和每分钟通气量的了解,有助于在小儿进行人工呼吸时正确掌握其呼吸量。

表 1-2　正常婴幼儿通气功能

项目(平均值)	2个月~1岁	1~3岁	成人
潮气量(mL)	42	70	500
潮气量(mL/m² 体表)	120	145	294
每分钟通气量(mL)	1 309	1 777	6 000
每分钟通气量(mL/m² 体表)	3 744	3 671	3 530
每分钟二氧化碳排出量(mL)	41	56	200
每分钟二氧化碳排出量(mL/m² 体表)	117	116	118

2.肺容量

新生儿功能残气较成人小,成人功能残气占肺总量 30%,而新生儿功能残气占肺总量 10%,其结果呼吸道梗阻时易于引起气道关闭。

3.顺应性

新生儿胸壁柔软,弹性阻力甚小,胸廓的顺应性近于无限大。由于胸廓过于柔顺,肺弹性回缩力作用结果使功能残气停留在较低肺容量水平,而且在肺变"硬"时难于产生足够的负压使肺扩张。由于技术的原因,临床上较多采用总顺应性测定,根据首都儿科研究所(1993 年)资料,不同年龄婴幼儿总顺应性测定结果见表 1-3,婴幼儿肺容量小于成人,顺应性的绝对值也明显小于成人,但按功能余气量计算的比顺应性不同年龄差别不大。婴幼儿肺炎时顺应性下降,且与病情的轻重有关(表 1-4)。

表 1-3　不同年龄婴幼儿总顺应性

年龄	人数	有效动态顺应性 (mL/kPa)	静态顺应性 (mL/kPa)	动态比顺应性 [mL/(kPa·L)]	静态比顺应性 [mL/(kPa·L)]
新生儿	4	26.3±6.6	31.6±9.2	340±100	420±130
1~12 个月	24	54.4±16.7	67.0±22.2	390±90	490±130
13~24 个月	10	94.7±29.3	116.9±43.0	330±50	400±80
25~41 个月	4	128.9±20.4	181.4±43.0	310±40	430±70

注:mL/kPa÷10＝mL/cmH₂O

表 1-4　婴儿肺炎比顺应性改变

组别	例数	动态比顺应性[mL/(cmH₂O·L)]			静态比顺应性[mL/(cmH₂O·L)]		
		均值	标准差	P	均值	标准差	P
轻	14	33.1	5.5	>0.05	42	4.8	>0.05
中	12	24.4	4.3	<0.001	30.7	3.5	<0.001
重	10	17.3	3.2	<0.001	19.7	5.9	<0.001
正常	42	36	9		45	12	

4.气道阻力

成人气道阻力的一半以上在上呼吸道,而新生儿气道阻力在上呼吸道所占比例不到 1/2。由于管径细小,新生儿气道阻力绝对值明显大于成人,其绝对值约为成人的 10 倍。但成人肺容量约为新生儿 50 倍,故以单位肺容量计算新生儿的气道阻力较成人小,这与新生儿气道传导部分发育早于呼吸部分有关。

五、小儿呼吸的病理生理特点

维持正常呼吸的条件是要有足够的通气量,使空气能进入肺内并呼出(通气功能),同时吸入肺泡内的气体能与血液内气体进行有效交换(换气功能)。在此全过程中任何一环节的异常均将影响正常的呼吸。通常动脉 PCO_2 主要反映通气功能,氧分压主要反映换气功能,但二者也互有影响。

通气障碍包括阻塞性与限制性两类。凡气道阻塞引起的通气障碍属于前者,由于肺扩张受限制引起的通气障碍属于后者。

通气量不足的情况见于:①中枢神经系统疾病如感染、中毒、外伤及肿物等引起的脑水肿和脑疝影响呼吸中枢者。②脊髓灰质炎、多发性神经根炎等所致的呼吸肌麻痹;破伤风及其他抽搐状态所致的呼吸肌痉挛;胸部外伤所致的肋骨骨折等。③呼吸道阻塞如喉痉挛、哮喘、痰液堵塞、异物的压迫等。④肺部疾病如肺炎、肺不张等。⑤肺脏活动受限制如气胸、胸腔积液等。各种原因引起的通气量不足都能造成二氧化碳潴留和一定程度的缺氧。

肺泡内气体与血液内气体的交换发生障碍,包括气体分布不均、肺泡弥散功能异常(通透性减低和换气面积减少)、肺泡通气和血流比例失调、肺内分流(静、动脉混合)增加等。换气障碍的结果是动脉氧分压下降,PCO_2 则可低可高。小儿呼吸系统疾病时可有不同的换气障碍,如支气管哮喘,以气体分布不均为主;急性呼吸窘迫综合征以肺内分流增加较著;通气与血流比例失调,则是一般肺病变时较普遍存在的情况。

(一)呼吸功能障碍

呼吸功能障碍在临床可分三个阶段。

1.潜在性呼吸功能不全

在安静状态下,无呼吸困难,血液气体大致正常,只是在负荷增加时出现异常。若进行通气功能检查,已有减损。

2.呼吸功能不全

血氧分压在 10.7 kPa(80 mmHg)以下为轻度低氧血症。开始时由于代偿缺氧而过度通气,动脉 PCO_2 可偏低。病情进一步发展时,患儿代偿能力逐渐下降,通气量由增高转为降低,低氧血症加重、二氧化碳潴留亦由轻变重,为呼吸衰竭的开始。

3.呼吸衰竭

由于呼吸功能异常,使肺脏不能完成机体代谢所需的气体交换,导致动脉血氧下降和 CO_2 潴留即发生呼吸衰竭。危重呼吸衰竭的最严重后果是血液 pH 下降,这是 CO_2 潴留和低氧血症的共同结果。体内各种蛋白质与酶的活动、器官正常功能的维持,均有赖于体液内环境 pH 的稳定。危重呼吸衰竭引起的严重酸中毒是导致死亡的重要原因。

(二)呼吸神经调节障碍

呼吸中枢是位于延髓和脑桥网状结构内的一些细胞群和神经束。延髓中枢可直接受 PCO_2 的影响,同时还接受由肺、大血管等周围感受器受物理和化学刺激后向中枢发回的冲动调节呼吸。此外,高级中枢脑桥、大脑皮质等也参与调节呼吸。在神经-体液协同作用基础上,呼吸得以有节律地进行。

在正常情况下,血氧对呼吸调节无重要性。但在缺氧情况下,血氧降低对颈动脉窦和主动脉体化学感受器的刺激能增加通气量。因此,在一般情况下,PCO_2 增加和缺氧均有增强呼吸的作用,但若程度严重、时间过长,则对呼吸中枢有抑制作用,在小婴儿尤为明显,易产生中枢性呼吸衰竭。

呼吸神经调节障碍可发生在神经调控系统的不同水平,可有呼吸暂停、通气不足、通气过度和呼吸节律异常等不同表现,其原因有下列几方面:①代谢性或遗传性疾病;②脑干的结构异常或损伤;③外周神经的异常;④胸廓的异常;⑤其他,如肥胖低通气综合征、阻塞性睡眠呼吸暂停综合征等。此外,精神因素亦可引起呼吸异常,如过度通气、习惯性咳嗽等,这些表现的特点是其发作多有精神因素影响,且睡眠时症状完全消失,呼吸节律的异常还可因反射性因素引起,如屏息发作可以是自主神经功能不全所致。

呼吸神经调节障碍的主要临床表现如下。

1.呼吸暂停

呼吸暂停有 3 种类型:中枢型、阻塞型与混合型。中枢型呼吸暂停时胸廓运动和上呼吸道气体流动均消失,阻塞型呼吸暂停有胸廓运动,但无气体流动,混合型则可兼有以上 2 型特点。确切的诊断要进行多导睡眠图检查。

诊断小儿呼吸暂停的时间标准随年龄而不同,超过同年龄小儿平均呼吸间隔时间的 3 个标准差可视为呼吸暂停,也有人认为重要的是根据呼吸暂停对患儿的临床影响,即有无心血管和神经系统异常来判断呼吸暂停是否为病理性的。由于婴儿氧消耗比成人高,但肺容量和氧储备相对较小,故呼吸暂停在婴儿更易引起严重后果。

中枢性呼吸暂停多因脑部病变或缺氧、药物中毒引起。睡眠呼吸暂停在小儿以阻塞性多见,反复上呼吸道感染引起的扁桃体和腺样体肥大是主要原因。与成人不同,小儿阻塞性呼吸暂停多表现为部分气道阻塞和通气不足,呼吸暂停发作的次数较少,持续时间亦较短。

早产儿呼吸暂停很常见。早产儿呼吸停止 20 秒以上诊断为呼吸暂停,若暂停时间不足 20 秒,但伴有发绀、苍白、心动过缓、低张力等亦诊断为病理的呼吸暂停。早产儿呼吸暂停可以是某些严重疾病的伴随症状(如败血症、脑膜炎),但大多与呼吸中枢不成熟有关。由于呼吸暂停的早产儿化学感受器敏感性降低,对高碳酸血症和低氧血症表现为通气不足,若不及时处理,可导致严重后果。

2.呼吸节律异常

呼吸节律异常多见于中枢神经系统疾病影响呼吸中枢时,但也见于呼吸系统或其他系统疾病。呼吸节律异常往往是中枢性呼吸衰竭的先兆,但有时也可能长时间存在,而对患儿无重要影响。临床上常见的呼吸节律异常有两个种类。

(1)呼吸过速:常见于呼吸道感染或中枢神经系统疾病,也见于心、肝、血液系统疾病。有时呼吸可达每分钟 100 次以上,以婴幼儿较为多见,多为呼吸中枢直接或间接受刺激所致。某些病例与精神因素有关,不一定与病情的严重程度相平行。呼吸幅度一般都较浅,也有较深者。代谢性酸中毒时所见的为深长的呼吸。

(2)周期性呼吸:呼吸的深度和次数呈不规则的周期性改变,最常见的为潮式呼吸。其发生可能与脑缺血有关,多为严重疾病的征兆。较少见的尚有间歇呼吸,特点为呼吸的间歇延长,因此呼吸的次数明显减少,每分钟在 10 次以下,常是中枢神经严重受损的表现。周期性呼吸偶亦见于正常小儿,尤以睡眠时多见。

(三)临床表现的生理意义

1.呼吸的望诊

这是呼吸系统疾病患儿最重要的检查,包括呼吸的快慢、深浅、节律以及呼吸是否费力,胸廓是否对称,起伏是否一致等,结合面部神态和面色观察,常能在开始接触患儿就可对病情轻重做出初步判断。

2.呼吸次数

这是呼吸系统疾病最基本的检查项目。呼吸功能不全首先表现为呼吸增快,对此临诊工作中要予以重视。

3.呼吸音

听诊时要注意呼吸音的强弱和性质,不能只注意心音。有经验的医师能从呼吸音的听诊大致估计进气量的多少。在新生儿由于组织薄弱,呼吸音可自健侧传向病侧,影响对病变部位的判断。

4.发绀

末梢性发绀指血流较慢,动、静脉氧差较大的部位(如肢端)的发绀,中心性发绀指血流较快,动、静脉氧差较小的部位(如舌、黏膜)的发绀。中心性发绀的发生常较末梢性发绀为晚,但更有意义。毛细血管内还原血红蛋白的量达 $40\sim60$ g/L 时可出现发绀(相当动脉内还原血红蛋白 30 g/L 时)。发绀是血氧下降的重要表现,由于发绀与还原血红蛋白的量有关,严重贫血时虽然 SO_2 明显下降也不一定出现发绀。

5.吸气时胸廓凹陷

在婴幼儿上呼吸道梗阻或肺实变时,由于胸廓软弱,用力吸气时由于胸腔内负压增加,可引起胸骨上、下及肋间凹陷,即所谓的"三凹征",其结果吸气时胸廓不但不能扩张,反而下陷,形成矛盾呼吸,增加呼吸肌能量消耗的同时,并未能增加通气量。

6.吸气喘鸣

吸气喘鸣是上呼吸道梗阻表现,由喉和大气管吸气时变狭窄所致。

7.呼气呻吟

呼气呻吟是小婴儿下呼吸道梗阻和肺扩张不良的表现,特别见于新生儿呼吸窘迫综合征时。其作用是在声门半关闭情况下,声门远端呼气时压力增加,有利于已萎陷的肺泡扩张。

8.杵状指

杵状指是由(趾)骨末端背侧组织增生,使甲床抬高所致,机制不明,可能与神经反射性血管扩张或与某种血管扩张物质增多有关。常见于支气管扩张,亦可见于迁延性肺炎、长期哮喘等慢性肺疾病,此外,尚可见于青紫型先天性心脏病、慢性消化道疾病等肺外疾病。在排除肺外原因后,杵状指可反映肺病变的进展情况。在晚期病例,杵状指的认识不成问题,但早期病例不易识别,可根据指厚比,甲床角和Schamroth征辨认。指厚比为远端指节直径与远端指节间直径之比,此值正常时<1,杵状指>1。甲床角为指甲与指节背面所形成的角度,正常时<180°,杵状指>195°。Schamroth氏征:两指节对靠如图1-4所示,正常时二指间有一菱形小孔,杵状指此孔消失,两指甲基底部向远端形成明显夹角。

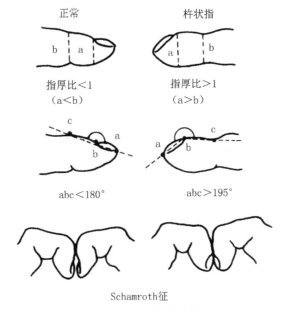

图1-4　杵状指的诊断

第二节　小儿消化系统

一、口腔

足月新生儿出生时已具有较好的吸吮吞咽功能,颊部有坚厚的脂肪垫,有助于吸吮活动,早产儿则较差。新生儿及婴幼儿口腔黏膜薄嫩,血管丰富,唾液腺

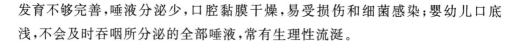

发育不够完善,唾液分泌少,口腔黏膜干燥,易受损伤和细菌感染;婴幼儿口底浅,不会及时吞咽所分泌的全部唾液,常有生理性流涎。

二、食管

食管有两个主要功能:一是推进食物和液体由口入胃;二是防止吞下胃内容物反流。新生儿和婴儿的食管呈漏斗状,黏膜纤弱、腺体缺乏、弹力组织及肌肉尚不发达,食管下段贲门括约肌发育不成熟,控制能力差,常发生胃食管反流,绝大多数在8~10个月时症状消失。婴儿吸奶时常吞咽过多空气,易发生溢奶。

三、胃

新生儿胃容量为 30~60 mL,后随年龄增长而增大,1~3 个月时 90~150 mL,1 岁时 250~300 mL。婴儿胃呈水平位,当开始行走时其位置变为垂直;胃平滑肌发育不完善,在充满液体食物后易使胃扩张;由于贲门括约肌张力低,幽门括约肌发育较好,且自主神经调节差,故易引起幽门痉挛出现呕吐。胃黏膜有丰富的血管,但腺体和杯状细胞较少,盐酸和各种酶的分泌均较成人少且酶活力低,消化功能差。胃排空时间随食物种类不同而异,含凝乳块的乳汁排空慢;水的排空时间为 1.5~2 小时,母乳 2~3 小时,牛乳 3~4 小时;早产儿胃排空更慢,易发生胃潴留。

四、肠

小儿肠管相对比成人长,一般为身长的 5~7 倍,或为坐高的 10 倍,有利于消化吸收。肠黏膜细嫩,富有血管和淋巴管,小肠绒毛发育良好,肌层发育差。肠系膜柔软而长,黏膜下组织松弛,尤其结肠带与肠脂垂,升结肠与后壁固定差,易发生肠扭转和肠套叠。肠壁薄,通透性高,屏障功能差,肠内毒素、消化不全产物和变应原等可经肠黏膜进入体内,引起全身感染和变态反应性疾病。

五、肝

年龄越小,肝脏相对越大。婴儿肝脏结缔组织发育较差,肝细胞再生能力强,不易发生肝硬化,但易受各种不利因素的影响,如缺氧、感染、药物中毒等均可使肝细胞发生肿胀、脂肪浸润、变性坏死、纤维增生而肿大,影响其正常生理功能。婴儿时期胆汁分泌较少,故对脂肪的消化、吸收功能较差。

六、胰腺

胰腺分为内分泌和外分泌两部分,前者分泌胰岛素控制糖代谢;后者分泌胰腺液,内含各种消化酶,与胆汁及小肠的分泌物相互作用,共同参与对蛋白质、脂肪及碳水化合物的消化。婴幼儿时期胰腺液及其消化酶的分泌极易受炎热天气和各种疾病影响而被抑制,容易发生消化不良。

七、肠道细菌

在母体内,胎儿的肠道无细菌,生后数小时细菌即从空气、奶头、用具等经口、鼻、肛门入侵至肠道;一般情况下胃内几乎无菌,十二指肠和上部小肠也较少,结肠和直肠细菌最多。肠道菌群受食物成分影响,单纯母乳喂养儿以双歧杆菌占绝对优势;人工喂养和混合喂养儿肠内的大肠埃希菌、嗜酸杆菌、双歧杆菌及肠球菌所占比例几乎相等。正常肠道菌群对侵入肠道的致病菌有一定的拮抗作用。消化功能紊乱时,肠道细菌大量繁殖可进入小肠甚至胃内而致病。

第三节　小儿循环系统

一、胎儿血液循环及出生后的改变

(一)正常胎儿血液循环

胎儿时期的营养和气体代谢是通过脐血管和胎盘与母体之间以弥散方式进行交换的。由胎盘来的动脉血经脐静脉进入胎儿体内,至肝下缘分成两支:一支入肝与门静脉吻合;另一支经静脉导管入下腔静脉的混合血(以动脉血为主)进入右心房后,约 1/3 经卵圆孔入左心房,再经左心室流入升主动脉,主要供应心、脑及上肢;其余流入右心室。从上腔静脉回流的、来自上半身的静脉血,入右心房后绝大多数流入右心室,与来自下腔静脉的血液一起进入肺动脉。由于胎儿肺处于压缩状态,故经肺动脉的血液只有少量流入肺,经肺静脉回到左心房;而大部分血液经动脉导管与来自升主动脉的血液汇合后,进入降主动脉(以静脉血为主),供应腹腔器官及下肢,同时经过脐动脉回至胎盘,获得营养及氧气。故胎儿期供应脑、心、肝及上肢的血氧量远较下半身高。

(二)出生后血循环的改变

出生后脐血管阻断,呼吸建立,肺泡扩张,肺小动脉管壁肌层逐渐退化,管壁变薄、扩张,肺循环压力下降,从右心经肺动脉流入肺的血流增多,使肺静脉回流至左心房的血量亦增多,左心房压力随之增高。当左心房压力超过右心房时,卵圆孔瓣膜先在功能上关闭,至生后 5～7 个月,解剖上大多闭合。同时由于肺循环压力的降低和体循环压力的升高,流经动脉导管的血流逐渐减少,最后停止,形成功能性关闭。此外,还因血氧增高,致使导管壁平滑肌收缩,故导管逐渐闭塞,约 80% 婴儿于生后 3 个月、95% 婴儿于生后 1 年内形成解剖上关闭。若动脉导管持续未闭,可认为有畸形存在。脐血管则在血流停止后 6～8 周完全闭锁,形成韧带。

二、心脏的大小和位置

4 个心腔的容积初生时为 20～22 mL;至 1 岁时达 2 倍;2 岁半时增大到 3 倍;近 7 岁时增至 5 倍,即 100～110 mL;其后增长缓慢,至青春初期,其容积仅为 140 mL;以后增长又逐渐加快,至 18～20 岁时达 240～250 mL。小儿心脏的位置随年龄而改变,新生儿和<2 岁幼儿的心多呈横位,以后逐渐转为斜位。位置的变更与许多因素有关,例如小儿开始起立行走后肺和胸廓的发育以及横膈的下降等。

三、房室增长速度

小儿心脏与体重的增长平行,但左、右心的增长不平衡。胎儿的右心室负荷大,左心室负荷小,在新生儿时期两侧心室壁厚度几乎相等,为 4～5 mm。出生后,随着小儿的成长,体循环量日趋扩大,左心室负荷明显增加,而肺循环的阻力在生后即明显下降,故左心室壁较右侧增厚更快;6 岁时左心室壁厚达 10 mm,约为新生儿时的 2 倍,而右心室壁厚尚不及 6 mm,15 岁时左心室壁厚度增长到初生时的 2.5 倍,而右心室仅增长原来厚度的 1/3。

四、血管特点

小儿的动脉相比成人粗。动脉内径与静脉内径之比在新生儿为 1:1,成人为 1:2。随着年龄的增长,动脉口径相对狭窄。在大动脉方面,10 岁以前肺动脉直径较主动脉宽,至青春期其主动脉直径超过肺动脉。在婴儿期,毛细血管特别粗大,肺、肾、肠及皮肤的微血管口径页较成人期粗大,这些条件对器官的新陈代谢和发育起到良好的作用。

五、心率

小儿的心率相对较快,主要由于新陈代谢旺盛,身体组织需要更多的血液供给,而心脏每搏输出量有限,只有增加单位时间内的搏动次数以满足需要。同时

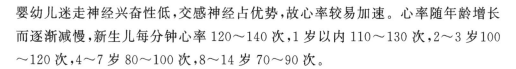

婴幼儿迷走神经兴奋性低,交感神经占优势,故心率较易加速。心率随年龄增长而逐渐减慢,新生儿每分钟心率120~140次,1岁以内110~130次,2~3岁100~120次,4~7岁80~100次,8~14岁70~90次。

六、血压

(一)动脉血压

动脉血压的高低主要取决于心的每搏输出量和外周血管阻力。婴儿由于心的每搏输出量较少、血管口径较粗、动脉壁柔软,故动脉压较低,其后随年龄增长而逐渐升高。为了便于推算,可采用下列公式:收缩压=(年龄×2)+10.7 kPa(80 mmHg),此数值的2/3为舒张压。收缩压高于此标准2.7 kPa(20 mmHg)为高血压,低于此标准2.7 kPa(20 mmHg)为低血压;小儿年龄越小则血压越低,一般收缩压低于10~10.7 kPa(75~80 mmHg)为低血压。正常情况下,下肢血压比上肢约高2.7 kPa(20 mmHg)。

(二)静脉血压

静脉压的高低与心搏出能力、血管功能及循环血容量有关。上、下肢静脉的血液返回右心室是否通畅也影响静脉血压。正常小儿仰卧床上,背部垫高成45°,颈静脉在胸骨上窝水平之上,应隐塌不见。如颈静脉饱满,超过此水平,示静脉压增高。学龄前儿童颈静脉压一般在3.9 kPa(40 mmH$_2$O),学龄儿童约为5.9 kPa(60 mmH$_2$O)。小儿哭叫不安、体力活动及变换体位时,静脉压可显著增高。

第四节 小儿泌尿系统

一、解剖特点

(一)肾脏

年龄越小,肾脏相对越重。新生儿双肾约为体重的1/125,而成人双肾约为体重的1/220。婴儿期肾位置较低,下极可低至髂嵴以下第4腰椎水平,2岁后才达髂嵴以上。由于<2岁婴儿肾脏相对较大,位置又低,故在腹部常可扪及。新生儿肾脏表面分叶,至2~4岁时消失,若此后继续存在,才可视为分叶畸形。

(二)输尿管

婴幼儿输尿管长而弯曲,管壁弹力纤维和肌肉发育不良,容易受压扭曲而导致扭曲梗阻和尿潴留,易继发感染。

(三)膀胱

婴儿膀胱位置相对较高,尿液充盈后其顶部常在耻骨联合以上,易在腹腔触及;随年龄增长逐渐降入盆腔内。膀胱容量(mL)约为[年龄(岁)+2]×30。

(四)尿道

女婴尿道较短,新生儿仅 1 cm(性成熟期 3~5 cm),会阴亦短,外口接近肛门,易受粪便沾染。男婴尿道较长,因常有包皮过长或包茎易生积垢而致上行性细菌感染。

二、生理特点

小儿肾脏虽具备大部分成人的功能,但由于发育尚未成熟,整个机体和肾脏的调节能力较弱,肾功能仅能满足健康状况下的需要而缺乏贮备。一般至 1~1.5 岁时才达到成人水平。

(一)胎儿肾功能

胚胎 12 周时已有尿液生成;但肾脏与肺、肠同属"休眠"器官,肾功能由胎盘替代。胎儿尿液为羊水的主要来源。胎儿若出现无肾、肾发育不全或泌尿道梗阻的情况,羊水量显著减少。

(二)肾小球滤过率功能

新生儿出生时肾小球滤过率平均为 20 mL/(min·1.73 m²),早产儿更低;出生 1 周时为成人的 1/4;3~6 个月为成人的 1/2;6~12 个月为成人的 3/4。低肾小球滤过率使小儿不能排出过多的液体和溶质。肾小球滤过率低下的原因有:①皮质表层小球发育不成熟,肾滤过功能仅由近髓小球承担;②入球小动脉与出球小动脉阻力高,毛细血管内压低;③肾小球毛细血管通透性低;④滤过面积较成人小;⑤心每搏输出量低,肾血流量少。

(三)肾小管吸收和分泌功能

新生儿葡萄糖的肾阈较低,静脉输入或口服量大时易出现糖尿;同样氨基酸和磷的肾阈也较成人低。新生儿远端肾小管吸收钠强于近端肾小管,且血醛固酮水平较高,故钠吸收主要在远端肾小管;生后数周近端肾小管功能逐渐成熟,钠吸收与成人相似。新生儿钠排出能力较差,输入钠过多时可发生潴留,使细胞外液容量扩张,出现水肿。未成熟儿因保留钠能力差,易致低钠血症。生后初10天的新生儿排钾能力较差,血钾偏高。

(四)浓缩和稀释功能

新生儿与婴幼儿浓缩和稀释尿液功能不足,尿渗压不超过 700 mmol/L(成人可达 1 400 mmol/L);排出溶质所需的液量相对较多,为排泄 1 mmol/L 溶质至少需水 1.4 mL,而成人仅需 0.7 mL。脱水时易致氮潴留。浓缩功能差与下列因素有关:①肾小球滤过率低;②肾小管细胞未成熟;③髓袢短;④尿素生成少和髓质血流率高,间质难以建立浓度梯度;⑤肾小管对血管升压素反应差。新生儿和婴幼儿稀释尿的能力接近成人,尿可稀释至 40 mmol/L,但因肾小球滤过率低,入液量过多时易出现水肿。

(五)酸碱平衡功能

新生儿和幼婴儿因碳酸氢钠肾阈低(10~21 mmol/L)、泌氢和生成铵能力差,故血浆碳酸氢钠水平低,缓冲酸能力有限,易致酸中毒。

(六)肾脏内分泌功能

新生儿肾脏合成肾素和前列腺素 E_2 较多。肾素分泌多,使血浆血管紧张素Ⅱ和醛固酮也高于成人。宫内低氧环境使胎肾合成促红细胞生成素较多,出生后随血氧分压增高而减少。婴儿血清 $1,25\text{-}(OH)_2\text{-}VitD_3$ 水平高于儿童期。

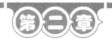

儿科基本技能操作

第一节　新生儿科基本技能

一、新生儿胎龄评估

(一)概述

1.胎龄

胎龄是指胎儿在宫内生长发育的周龄或日龄。

2.胎龄评估

胎龄评估是指根据新生儿出生后48小时内的外表特征和神经系统检查估计新生儿的胎龄。

胎龄评估的目的:随着新生儿分类的进展,早产儿、足月儿和过期产儿是根据出生时的胎龄而定,小于胎龄、适于胎龄和大于胎龄是根据胎龄与体重的关系而定,宫内生长迟缓也需要知道胎龄,因此胎龄评估非常重要。

(二)适应证

(1)母亲月经不规则或因其他原因不易计算新生儿胎龄。

(2)新生儿体检时发现母亲主诉的胎龄与新生儿实际情况不相符合。

(3)早产儿、巨大儿、小于胎龄儿、大于胎龄儿等。

(三)检查方法

根据胎龄评估方法,对新生儿进行相应的检查。

1.体位

将新生儿放在检查台上,取仰卧位,保持安静,观察新生儿体位。

2.方窗

检查者用拇指将新生儿的手向前臂屈曲,测定小鱼际与前臂侧所成的角度,操作时勿旋转新生儿手腕。

3.踝背曲

将新生儿足向小腿背侧屈曲,检查者拇指放在足后跟,其余手指放在小腿背后,测量足背与小腿之间的角度。

4.上肢退缩

将上臂贴胸,检查者用双手将新生儿两前臂压向上臂,使肘部弯曲,5秒钟后拉回前臂,使之伸直,随即放手,按新生儿前臂弹回的位置评分。

5.下肢退缩

将髋与膝充分屈曲5秒钟后,牵引两足伸直,随即放手,按髋与膝弹回的位置评分。

6.腘窝成角

检查者在新生儿右侧以左手拇指和示指抵住膝部,使之与身体成60°角,然后检查者以右手拇指和示指抬起踝后方,使小腿充分伸展,测量在腘窝处所形成的角度。

7.足跟至耳

将新生儿足拉至头部,测量足与头之间距离,肌张力极低者足可拉至耳部。

8.围巾征

将新生儿一侧手牵引至对侧肩部,尽可能放在对侧肩后方,观察肘部的位置是否超过躯干中心线(胸骨中线)。

9.头部后退

检查者抓住新生儿双手或上臂,慢慢拉至坐位,注意头与躯干位置的关系。

10.腹部悬吊

置新生儿于胸腹卧位即俯卧位,检查者用一只手伸入新生儿下腹部将新生儿抬起离开检查台,观察新生儿以下情况。①背部弯曲程度:肌张力强者背部较平,弱者背部弯曲;②下肢屈曲度:肌张力强者下肢稍向背部伸直,弱者荡向下方;③头与躯干的关系:肌张力强者头向上抬起,稍高于躯干,弱者头向下弯曲。

(四)胎龄评估方法

胎龄评估的方法主要根据新生儿外表特征及神经系统检查,外表特征包括皮肤、胎毛、足底纹、乳头乳房、耳郭和外生殖器等,神经系统检查主要检查新生儿的肌肉张力。评估时按新生儿的发育程度逐项评分,相加成总分后查相应表格或直线图得出胎龄。

胎龄评估的方法比较多,Dubowitz 方法采用 11 个外表特征和 10 个神经系统作为评估项目,北美各医院大多采用此法,但项目多,检查复杂。欧洲则较多采用 Finnstrom 方法。国内多采用简化的简易评估法。

1.Dubowitz 评分法

Dubowitz 评分法是比较全面的评分法,需要检查 21 项体征,相当复杂,不易执行,但比较可靠,仍被有的医院采用(表 2-1、表 2-2、表 2-3)。外表体征评分和神经估计分都加在一起,根据表 2-3 查出胎龄。

表 2-1 Dubowitz 胎龄评分法外表特征评分

外观表现	评分				
	0	1	2	3	4
水肿	手足明显水肿(胫骨压痕)	手足无明显水肿(胫骨压痕)	无水肿		
皮肤结构	很薄,滑黏感	薄而光滑	光滑,中等厚度皮肤或表皮脱屑	轻度增厚,表皮皲裂及脱屑,以手足部位为著	厚,羊皮纸样,伴皲裂深浅不一
皮肤色泽(安静不哭时观察)	暗红色	粉红色,全身一样	浅粉红色,全身深浅不一	灰色,仅在耳唇、手掌及足跟部位,呈粉红色	
皮肤透亮度(躯干)	静脉及毛细血管清晰可见,尤其在腹部	可见静脉及其分支	在腹部可见少数较大静脉	少数较大静脉,隐约可见(腹部)	看 不 到静脉
胎毛(背部)		整个背部覆满长而密的胎毛	胎毛稀疏分布,尤其在下背部	有少量胎毛	大 部 分无胎毛
足底纹	无皱褶	足底前半部可见浅红色皱褶	足底前＜3/4 区域可见较明显的红色皱褶	＞3/4 足底前区可见皱褶	＞3/4 足底区见明显深皱褶
乳头发育	乳头隐约可见,无乳晕	乳头清晰,乳晕淡而平,直径＜0.75 cm	乳头清晰,边缘部高起,直径＜0.75 cm	乳头清晰,边缘不高起,直径＞0.75 cm	
乳房大小	扪不到乳腺组织	在一侧或两侧扪到乳腺组织,直径＜0.5 cm	两侧乳腺组织皆可扪到,直径＜0.5～1 cm	两侧乳腺组织皆可扪到,直径＞1 cm	
耳郭	平如翼,无固定形状,边缘无或轻度卷折	部分边缘卷曲	耳郭发育较好,上半边缘卷曲		

续表

外观表现	评分				
	0	1	2	3	4
耳	耳翼柔软,易于弯折,不易复位	耳翼柔软,易于弯折,缓慢回位	耳翼边缘软骨已发育,但柔软,易回位	耳郭发育良好,边缘软骨形成,回位快速	
生殖器　男性		阴囊内无睾丸	至少有一侧睾丸位于阴囊高位	至少有一侧睾丸位于阴囊位	
女性		大阴唇明显分开,小阴唇突出	大阴唇大部分覆盖小阴唇	大阴唇完全覆盖小阴唇	

表 2-2　Dubowitz 胎龄评分法神经估计评分

神经系统体征	评分				
	0	1	2	3	4
体位	软,伸直	软,稍屈	稍有张力,屈	有张力,屈	更有张力,屈
方格	90°	60°	45°	30°	0°
踝背曲	90°	75°	45°	20°	0°
上肢退缩反射	180°	90°～180°	<90°		
下肢退缩反射	180°	90°～180°	<90°		
腘窝成角	180°	160°	130°	110°	90°
足跟至耳	至耳	接近耳	稍近耳	不至耳	远离耳
围巾征	肘至前腋线外	肘至前腋线和中线之间	肘在中线上	肘不至中线	
头部后仰	头软后仰	头呈水平位	头稍向前	头向前	
腹部悬吊	头软下垂	头稍高但在水平位下	头呈水平位	头稍抬起	头抬起

表 2-3　Dubowitz 总分与胎龄的关系查对

总分	胎龄(日)	胎龄(周＋日)
10	191	27^{+2}
15	202	28^{+6}
20	210	30
25	221	31^{+4}
30	230	32^{+6}
35	240	34^{+2}
40	248	35^{+3}
45	259	37

续表

总分	胎龄（日）	胎龄（周＋日）
50	267	38^{+1}
55	277	39^{+4}
60	287	41
65	296	42^{+2}
70	306	43^{+5}

2.Finnstrom 评分法

Finnstrom 评分法比 Dubowitz 法简化,欧洲国家的医院多采用此法(表2-4、表2-5)。

表 2-4　Finnstrom 评分法

表现	1分	2分	3分	4分
皮肤	静脉多,腹部小静脉清晰可见	静脉及其分支可见	腹壁大血管清晰可见	腹壁少数大血管可见或看不见大血管
耳郭	耳屏无软骨	耳屏有软骨感	耳轮有软骨	软骨发育已完成
足底纹	无	仅见前横沟	足底前2/3有纹	足底至足跟部有纹
乳房大小	<5 mm	5～10 mm	>10 mm	
乳头	无乳头,无乳晕	有乳头和乳晕,但乳晕不高起	有乳头,乳晕高起	
指甲	未达到指甲尖	已达到指尖	指甲顶较硬	
头发	细软,不易分清	粗,易分清		

表 2-5　Finnstrom 总分与胎龄的关系查对

分数	胎龄（日）	胎龄（周＋日）
7	191	27^{+2}
8	198	28^{+2}
9	204	29^{+1}
10	211	30^{+1}
11	217	31
12	224	32
13	230	32^{+6}
14	237	33^{+6}
15	243	34^{+5}
16	250	35^{+5}

续表

分数	胎龄（日）	胎龄（周＋日）
17	256	36^{+4}
18	263	37^{+4}
19	269	38^{+3}
20	276	39^{+3}
21	282	40^{+2}
22	289	41^{+2}
23	295	42^{+1}

3.简易评分法

检查项目少，操作简便，该法参考国外几种方法，经逐步回归分析，筛选出足底纹理、乳头形成、指甲、皮肤组织4项体征最重要，使之变成极为方便的简易评估法，即总分加上常数27就是该新生儿的胎龄周数，不必查表。评估的胎龄与Dubowitz法相仿，而较国外几种简易评估法为优。其误差多数在1周以内，仅少数会达到2周以上。此法只要2～3分钟即可完成，不受检查者用力大小和婴儿重度窒息、颅内外伤等疾病的影响，也不受保暖等条件限制，便于推广。

二、**脐静脉插管术**

（一）适应证

（1）紧急静脉输液或给药。

（2）危重患儿或长时间中心静脉输液的极低出生体重儿。

（3）中心静脉压力测定。

（4）需要换血者。

（二）禁忌证

（1）脐部感染者。

（2）坏死性小肠结肠炎者。

（3）腹膜炎者。

（三）设备及操作前准备

（1）操作器具：脐静脉插管（体重＜1 500 g的患儿用3.5 Fr，体重≥1 500 g的患儿用5 Fr）、T型接管、5 mL注射器、眼科镊、弯头镊、血管钳、剪刀、外科刀、卵圆钳、脐带结扎线、持针器、缝针、缝线、肝素生理盐水（1 U/mL）、无菌铺巾、消毒用品。

(2)操作前测量:使用公式根据出生体重来估算插入长度,脐静脉插管长度(cm)=1.5×BW(kg)+5.6。脐静脉需放置于下腔静脉中(横膈上和左心房之间)。

(3)脐静脉插管:尾端依次接上 T 型接管和装有肝素生理盐水的 5 mL 注射器,将肝素生理盐水充满插管系统,不能有任何气泡。

(四)操作步骤

(1)将患儿置于辐射保温台下,仰卧,固定四肢。操作者严格遵循无菌操作原则。

(2)采用无痛碘溶液严格消毒脐部及其周围皮肤。需要注意的是,对于极低出生体重儿来说,由于其本身皮肤未发育成熟,容易造成化学灼伤,所以在消毒后需要用无菌注射用水清洗干净。消毒结束后铺巾。

(3)在脐带根部皮肤上缘用脐带绳结扎以防止出血。然后在距离脐带根部约 1 cm 处整齐切断脐带。根据解剖特点辨认脐动脉和脐静脉:脐静脉管腔粗,壁薄,常位于脐残端的 12 点处;脐动脉管腔小,壁厚而色白。插管前应将脐静脉腔内小血块清除干净。

(4)使用血管钳固定好脐带,然后将脐静脉插管插入脐静脉。可将脐带向尾侧牵拉以助插入(图 2-1)。如果脐静脉插管在未达到预先计算的插入深度前遇到阻力,通常是插管进入了门脉系统或肝内静脉的分支内。将插管退至皮下,轻轻转动后再次插入。

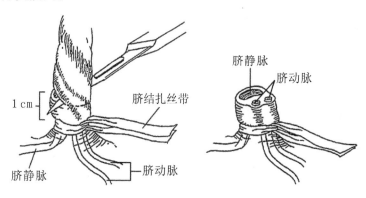

图 2-1 脐静脉、脐动脉示意图

(5)如果是用作急救复苏给药或换血,脐静脉只需放在低位(通常 2~5 cm)并可顺利回抽血即可。如果是用作监测中心静脉压或长期给药,脐静脉需放置于下腔静脉中(横膈上和左心房之间,T_9~T_{10} 之间)。然后可使用缝扎和胶布桥式法双重固定脐静脉插管。

(6)操作结束后,立即做床旁 X 线片定位,并调整插管深度。

(7)在插管位置未明确之前,插管中只能输入等渗液体。当 X 线片明确插管在下腔静脉中后,可输入高渗液体。

(8)将脐切面做荷包缝合并将线绕插管数圈后系牢。

当出现以下情况可考虑拔除脐静脉插管:①如果患儿病情好转,无需再保留插管。②出现插管有关并发症。③脐静脉放置时间超过 14 天。拔管时轻柔拔出脐静脉插管即可。

(五)注意事项

(1)严格无菌操作,预防感染。

(2)插入脐静脉插管时动作要轻柔,以免损伤血管。

(六)并发症及其处理

1.感染

置管操作时要严格遵循无菌原则,固定后的导管不能向内推进。置管后临床一旦怀疑导管相关性感染,要立即拔除插管,留取相关培养后开始抗感染治疗。

2.血管破裂

操作轻柔,切忌暴力操作。

3.心律失常

由于插管插入太深刺激心脏所致。只需将插管抽出 1~2 cm,观察心律情况,无需特殊治疗。

4.肝细胞坏死

由于插管插入门静脉并输入高渗液体或药物所致。在 X 线片定位前只能通过脐静脉插管输入等渗液体。

5.血栓或栓塞

避免空气进入导管,不要试图冲洗导管末端的血凝块。

6.其他

如心脏压塞、坏死性小肠结肠炎或腹膜穿孔等均少见。

三、新生儿暖箱的使用

(一)入暖箱指征

(1)体重＜2 000 g 者。

（2）体温不升者,如患有硬肿症等。

（3）需保护性隔离者,如剥脱性皮炎患儿。

（4）病情需密切观察者,如患儿有抽搐、腹胀、窒息史等。

入暖箱的目的:新生儿尤其是早产儿体温调节功能不完善,保暖差,散热多,容易发生低体温。保暖箱是新生儿病房常用仪器,如何正确使用保暖箱非常重要。

(二)暖箱操作步骤

（1）暖箱消毒后呈备用状态、充电、预热(34 ℃)。

（2）根据患儿孕周、体重、已知体温、病情设定暖箱模式、初始温度、湿度。具体参考表 2-6。

表 2-6　不同胎龄和日龄新生儿常用暖箱湿度(％)

日龄	＜28 周或极低出生体重儿	28～30 周
0～3	70～85	60～65
3～4	60～75	50～55
4～14	50～65	40～45

注:85％湿度可能发生滴水现象,此时可调至 80％;湿度最低限为 45％,＞14 天龄、体温稳定时湿度可设为 45％。

（3）体重＜1 500 g 者采用皮肤温控制模式;保证肤温探头金属面平整贴于右腹肝区(仰卧位、左侧卧位)、左腋下(仰卧位、右侧卧位、俯卧位)、右腋下(仰卧位、左侧卧位、俯卧位)或背部(侧卧位、俯卧位),避开骨隆突与胃肠道表面,避免被压;每天评估被覆盖皮肤并做相应处理。光疗患儿在探头上方加贴锡箔,避免光线直接加热金属探头致所测肤温偏高。

（4）体重＞1 500 g 者采用箱温控制模式;体温过高或过低时每次调节箱温的幅度为 0.5 ℃,15～30 分钟后复测体温再根据体温情况调节箱温。

（5）体重＜1 800 g 患儿不穿衣,可戴帽,只着尿裤;体重＞1 800 g 者穿衣,较原箱温下调 0.5 ℃。

（6）暖箱内物品不宜过多;加热、散热口不可被遮盖或堵塞;保证湿化水槽的适宜水量。

（7）集中操作以减少开箱门次数,避免箱温过度波动。

（8）打开箱门或翻下箱板后保证有人守护患儿;离开时保证箱门、箱板安全复位。

(9)密切观察患儿生命体征变化,注意面色、呼吸、心率、体温等,做好记录。密切观察箱温和使用情况,严格交接班,发现问题及时妥善处理。

(10)各项治疗操作尽量在暖箱内集中进行,避免过多刺激患儿,如需将患儿抱出暖箱做治疗护理时,应注意保暖。暖箱放置处应避免阳光直射,避开热源及冷空气对流。

(三)暖箱日常消毒

(1)暖箱终末消毒后备用,备用有效期为 7 天。

(2)使用中的暖箱每天用聚维酮碘原液擦拭箱壁,再用清水擦洗干净,由里至外,箱门及垫圈重点擦拭。

(3)每天更换暖箱水,先用血管钳夹棉球擦拭水槽注水口,旋转水槽注水口将水槽内水放尽,注入蒸馏水保证湿化水槽的适宜水量;用 7 天后更换暖箱。

(4)暖箱内外的污物与患儿分泌物及时清除,保持床单位清洁;体重<1 000 g者床单位需高压灭菌后使用。

(5)进入暖箱的输液泵、电源线、监护仪连接线或转换器、球囊、面罩做到专人专用,每天用 70% 乙醇擦拭一次。

(6)暖箱滤网根据不同暖箱要求定期(1~2 个月)清洗保养。

(四)暖箱终末消毒

(1)患儿出院或出暖箱时,暖箱需终末消毒。

(2)旋转水槽注水口将水槽内水放尽。

(3)将暖箱所有部件拆开,密封条、垫圈、袖套匀浸泡在聚维酮碘原液中,用聚维酮碘原液擦拭箱壁及湿化水槽,用清水过洗干净,最后用干纱布擦干。

(4)将暖箱所有部件均组装完好,保证垫圈等不能装反,注入蒸馏水保证湿化水槽的适宜水量;记录消毒时间。

(5)备好暖箱内床单位。

(6)便携式紫外线灯照射 30 分钟,紫外线灯照射时注意用床单覆盖。同时接电源充电备用,设置箱温为 34 ℃。

(五)出暖箱指征

体重>2 000 g、一般情况比较好、能够在中性温度下保持正常体温。

四、新生儿光疗

光疗是一种降低血清未结合胆红素,用于治疗新生儿黄疸的主要方法。未结合胆红素在光照下转变为水溶性的异构体胆红素和光红素,从胆汁和尿液中排泄,使未结合胆红素水平下降。对以未结合胆红素增高为主的黄疸,应先给予积极光疗,同时进行各项检查,确定诊断,评价病情,严重者做好换血疗法的准备;对一些重症病例可将光疗与换血结合应用。

(一)光疗指征

(1)各种原因所致的未结合胆红素升高为主的新生儿高胆红素血症,如新生儿溶血病等。

(2)对于早产儿及高危新生儿疾病如窒息、低蛋白血症、酸中毒等,由于血-脑屏障不完善、游离胆红素升高等原因可适当放宽光疗指征。光疗的指征应根据不同胎龄、出生体重、日龄所达到的胆红素值而定(表2-7)。

表 2-7　足月新生儿黄疸干预推荐标准

生后时间(h)	血清总胆红素 $\mu mol/L(mg/dL)$			
	考虑光疗 *	光疗	光疗失败后换血 * *	换血加光疗
≤24	≥103(≥6)	≥154(≥9)	≥205(≥12)	≥257(≥15)
~48	≥154(≥9)	≥205(≥12)	≥291(≥17)	≥342(≥20)
~72	≥205(≥12)	≥257(≥15)	≥342(≥20)	≥428(≥25)
>72	≥257(≥15)	≥291(≥17)	≥376(≥22)	≥428(≥25)

*:根据患儿的具体情况判断　　* *:光疗4~6小时,血清胆红素不能降低1~2 mg/dL,为光疗失败

(二)禁忌证

(1)腹泻的患儿,光疗会加重腹泻。

(2)以结合胆红素升高为主的黄疸,未结合胆红素未达到光疗水平。

(3)有严重皮肤破损者。

(4)颅内出血的急性期,光疗加重出血。

(三)操作前准备

1.光疗设备

波长为420~470 nm的蓝光照射效果最好,绿光、日光灯和太阳光也有一定效果。按光源材料可分荧光灯管、光纤毯和冷光源光疗。

(1)荧光灯管光疗是用20~40 W的蓝色或绿色灯管排列成组,可将患儿暴露置于灯管下方。

(2)光纤毯是由纤维光缆组成,光垫可直接贴于患儿的躯干。

(3)冷光源是一种婴儿蓝光床,由蓝光辐射系统和柔床垫组成,灯管不产热,

对体温影响较小且对体液影响不大。

2.光疗方法

按照射面积可分单面光疗、双面光疗和多面光疗，一般光疗面越多效果越好，可采用不同的光源材料搭配双面和多面光疗。

(1)荧光灯管光疗：将患儿暴露置于灯管下方，灯管距离患儿皮肤 35 cm 左右。

(2)光纤毯光疗：光纤毯直接贴于患儿的躯干，外包衣服，便于护理。

各种光疗各有优缺点，光疗效果尚没有明确循证依据。按时间可分间断光疗和持续光疗，根据黄疸程度决定光疗时间，有研究显示间断光疗可达到持续光疗的效果，且不良反应减少。

光疗前需保护患儿双眼，可用黑色不透光纸片包以纱布或黑色柔软材料制成眼罩。并准备保护手足易磨损处的敷贴或手脚套以备用。

根据患儿早产或足月及光疗方案，选用暖箱、专用双面光疗箱、小床或远红外保暖床等保暖设备。

(四)操作方法

选择适当的光疗设备、保暖设备。检查并清洁仪器，保证仪器状态良好，如用荧光灯管光疗，检查每根灯管是否都亮，如有不亮灯管给予更换以保持光疗效果，并擦拭灯管使其能达到最佳效果。

(1)单面荧光灯管光疗，一般将患儿置于透明暖箱内，荧光灯管置于暖箱上方，调节灯管高度距离患儿皮肤 35 cm 左右，也有专用的光疗箱，带有光疗和保暖双重功能，并可根据需要选用单面和双面光疗箱。

(2)光纤毯可置于暖箱内或远红外保暖台上，将患儿裸体置于毯上适当固定位置，或直接贴紧皮肤包裹在患儿衣被内置于普通小床内。

(3)冷光源去除棉质外套后可与光纤毯一样应用，也可安装好棉质外套放置小床上，将患儿包裹在外套内。也可将荧光灯管与光纤毯或冷光源组合成为双面光疗。使用暖箱或带有保暖功能的光疗仪前，先设定好预热温度。

脱去患儿衣服，尽量暴露皮肤，情况较好的患儿可先给予沐浴，不要涂抹粉类，戴眼罩，穿大小合适尿布，过大尿布会减少光照范围，剪短指甲，将患儿安置于选定清洁后的光疗设备。

用荧光灯管光疗会增加患儿体液丢失，光疗患儿的液体摄入量比正常情况增加 $10\%\sim20\%$，根据选择单面或是双面光疗以决定液体入量。

光疗后要注意随访胆红素水平，了解黄疸进展与光疗效果，如重症高胆红素血症光疗失败需考虑换血治疗。光疗过程中或光疗刚结束时建议监测血清胆红素水平,因此时测经皮胆红素准确性不佳,光疗结束 2 小时以上,经皮胆红素准确性明显改善。

(五)注意事项

(1)光疗过程中注意适当给患儿增加补液量,以防光疗中体液丢失过多。

(2)注意监测患儿体温,光疗特别是荧光灯管光疗时可因环境温度升高引起发热。

(3)光疗中注意保护患儿双眼。

(4)注意随访患儿光疗中及光疗后胆红素水平。

(5)光疗中如需监测胆红素水平,经皮胆红素准确性不够,血清胆红素更准确。

(六)并发症及其处理

1.脱水

光疗会导致患儿不显性失水增加,光疗时液体摄入量应增加 10%～20%。

2.腹泻

腹泻是由光疗分解胆红素产物经肠道排出时刺激肠壁使肠蠕动增加所致,光疗结束后可改善,但要注意给患儿补充水分。

3.皮疹

原因不是很明确,可能与光、热反应有关,也有人认为是由光照引起血小板减少所致,一般光疗停止后可消失。

4.发热

用荧光灯管光疗时易发生发热,与荧光灯产生热能有关,注意通风,必要时降低暖箱温度,及时给予物理降温。

5.眼睛损伤

强光线照射对患儿眼睛可有损害,引起充血、溃疡等,必须用黑色眼罩保护眼睛。

6.青铜症

如血清结合胆红素＞68 μmol/L 进行光疗,照光后阻止了胆管对胆红素光氧化产物的排泄,会发生青铜症,皮肤呈青铜色,停止光疗后青铜色会逐渐消退。

五、新生儿换血疗法

通过换血可置换出致敏红细胞和血清中免疫抗体,阻止继续溶血;降低胆红素,防止核黄疸发生;纠正溶血导致的贫血。

(一)适应证

新生儿未结合胆红素升高为主的高胆红素血症,尤其是母婴血型不合溶血病所致高胆红素血症是新生儿换血疗法最常见的适应证。新生儿高未结合胆红素血症和(或)母婴血型不合溶血病的换血指征如下。

(1)产前诊断明确为新生儿母子血型不合溶血病的患儿,出生时测脐带血的血红蛋白<120 g/L,伴有水肿、肝脾大、心力衰竭者。

(2)有早期胆红素脑病症状者,不论血清胆红素浓度高低都应考虑换血。

(3)早期新生儿血清胆红素超过换血标准,且主要是未结合胆红素升高。

(4)早产儿及前一胎有死胎、全身水肿、严重贫血等病史者,应放宽换血标准。

(二)操作前准备

1.血源选择

Rh 血型不合者应采用 Rh 血型与母亲相同,ABO 血型与患儿相同的血源;ABO 血型不合者可用 O 型的红细胞加 AB 型血浆的混合血,其他原因高胆红素血症可选用与患儿同型血。

换血量为患儿血容量的 2 倍(一般新生儿血容量按 80 mL/kg 计算,故换血量约 160 mL/kg)。2 倍血容量换血可以换去患儿 86% 左右红细胞,降低循环中约 60% 胆红素和抗体。

2.器械用品

心电血压监护仪 1 台、远红外线辐射保温台 1 张、输液泵 1~2 台、输血皮条 1 根、无菌注射器及针头(20 mL 的 20 副,1 mL、2 mL、5 mL 的各 3~4 副)、静脉压测量管 1 支(选用)、三通管 2 个、手套 2~3 副、试管数支、医用胶带、夹板(选用)、皮肤消毒用物如安尔碘、换血记录单等。此外,准备开放静脉通路物品,通过脐血管换血,需要脐静脉插管包。

3.环境准备

在隔离消毒的环境中进行,室温保持在 26~28 ℃。操作前戴口罩帽子、术前洗手。如为脐血管换血,置管操作必须戴无菌手套、穿手术衣。

4.患儿准备

脐血管换血患儿,换血前禁食 4 小时或抽空胃内容物,进行静脉输液维持生理需要量。术前术中根据患儿情况可适当给予镇静药物。将患儿置于远红外线辐射保暖台上仰卧,固定四肢。

(三)操作方法

换血途径:通过脐血管换血,并可根据患儿脐带保留情况及周围血管置管难易情况,将脐血管与周围血管组合应用(图 2-2)。

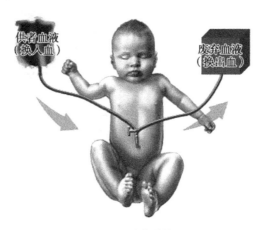

图 2-2　经脐静脉换血

需脐血管插管时,对于新生儿保留脐带者将导管直接插入脐静脉。如脐带已脱落,可在脐孔上方 1 cm 处腹壁上做脐静脉切开,在正中线偏右处找到灰白色脐静脉,进行脐静脉插管。换血用脐静脉插管位置可选用低位,导管插入脐轮 5 cm 左右,能顺利抽出血即可,换血结束将置管拔出。

根据设备条件可选用无菌注射器手动换血,抽血通路可用专用抽血器连接,也可选用无菌注射器手动抽血。如用注射器手动换血,一般需两人同时抽血、输血,根据无菌注射器的容量大小按上述换血速度计算每管所需时间,两人尽量保持速度一致同时间换管,并安排一位助手抽下一管备用血及准备空注射器,以便及时换管以防血管内凝血堵塞。总之抽血与输血速度一致。

(四)注意事项

(1)换血应严格掌握指征,避免过度治疗。换血前向家属详细交代病情及换血中可能发生的情况,必须签署换血同意书。

(2)脐血管置管应防止血管穿孔,可致出血、进入腹腔、损伤肝脏;测量导管进入深度或 X 线摄片明确导管位置,如导管接触心脏可致心律失常和心脏停搏。

(3)换血抽注速度尽量保持恒定,输血量大于抽血量可致心力衰竭,抽血量大于输血量可致血容量不足甚至休克。

(4)换血过程必须谨慎操作,切勿有空气、血凝块进入患儿体内,否则可致空气栓塞、血栓。

(5)肝素用量不宜过大,过量引起出血,换血后可查凝血功能。

换血过程中密切观察患儿生命体征,应进行心电、呼吸、经皮氧饱和度、血压、体温等监护,并在换血记录单每 10～15 分钟记录患儿心率、呼吸、经皮氧饱和度、血压等情况,同时记录每次抽出和注入的血量、时间、用药等。

如行脐血管换血,有条件还应每换血 100 mL 时监测中心静脉压,新生儿中心静脉压维持在 $5\sim8$ cmH$_2$O,中心静脉压过高,宜多抽少注,过低宜多注少抽,静脉压恢复后再等量换血。换血前后应做血气分析、胆红素(总胆红素、结合胆红素)、血常规、电解质(钠、钾、氯、钙等)、血糖等,可取换出血作血标本。

如患儿换血前病情较重,换血前后应检查肝肾功能、凝血功能等。对原因不明的高胆红素血症应完善病因方面检查,如血常规、网织红细胞计数、Coombs试验、血尿培养、G6PD 试验等。换血前还必须进行输血前全套筛查,包括肝炎、梅毒、HIV、定血型、交叉配血等。

(五)并发症及其处理

1.感染

换血全过程严格执行无菌操作,有感染依据者应用抗生素。

2.低体温

操作环境温度保持在 $26\sim28$ ℃,患儿置于远红外线辐射保暖台上,监测体温。

3.高钾血症

高钾血症与库存血应用有关,尽可能用新鲜血液换血,换血过程中时刻监测血钾、心电监护。

4.低钙血症

低钙血症与血液中枸橼酸盐保养液有关,换血中注意监测血钙水平,如低于正常可补钙。

5.坏死性小肠结肠炎及肠穿孔

对脐血管置管换血者可能发生坏死性小肠结肠炎及肠穿孔,置管操作要谨慎,换血前后适当禁食。

(六)换血后处理

(1)患儿可继续光疗,密切监测胆红素。

(2)注意对患儿脐部的护理,预防出血和感染。

(3)术后 3 天内可用抗生素预防感染。

(4)术后情况良好者,试喂糖水,如无呕吐等异常情况进行正常喂养。

六、耻骨上膀胱穿刺

(一)适应证

(1)获得无菌尿液。

(2)膀胱以下有排尿阻碍时,减低压力。

(二)禁忌证

(1)膀胱排空者。

(2)穿刺部位皮肤感染者。

(3)腹内脏扩张或肿大者。

(4)泌尿生殖器畸形或骨盆结构增大者。

(5)未纠正的血小板减少症或出血体质者。

(三)器材

(1)无菌手套、无菌纱布、安尔碘液、无菌容器、无菌孔巾、消毒棉签。

(2)5 mL 注射器及针头。

(四)操作方法

(1)患儿取仰卧位,双腿呈蛙状,固定。一定要确定患儿膀胱中有充足的尿液。

(2)取下腹部正中,以耻骨联合中线上 1~2 cm 处为穿刺点(图 2-3)。

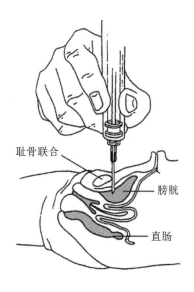

耻骨联合

膀胱

直肠

图 2-3　耻骨上膀胱穿刺

(3)常规消毒皮肤、戴无菌手套并铺孔巾。

(4)取 5 mL 注射器在穿刺点垂直皮肤进针,边进针边抽吸,当穿透膀胱时有轻微的阻力降低感,一旦见尿液流入注射器,即停止进针。对于进针深度,早产儿为1~2 cm,足月儿为 2~2.5 cm。

(5)取得所需尿液标本后即拔出穿刺针,用无菌纱布按压穿刺部位并用胶布固定。

(五)注意事项

(1)如果离上次排尿时间较近,应延缓操作。

(2)在操作之前纠正患儿出血体质。

(3)缓缓抽取尿液,防止膀胱黏膜吸到针眼里。

(六)并发症及处理

1.出血

膀胱穿刺后可发生镜下血尿,一般为一过性,不需处理。如果发生大量出血要给予止血药物治疗。

2.感染

在整个操作过程中要严格执行无菌操作。

3.穿孔

进针时要缓慢,避免进针过深损伤患儿膀胱后壁。

第二节 呼吸科基本技能

一、氧疗方法

(一)适应证

任何原因所致的机体缺氧都是氧疗的适应证。由于机体有一定的代偿和适应机制,因此氧疗应限于中等程度以上的缺氧和有临床表现的患儿。目前较公认的氧疗标准是 $PaO_2 < 8.0$ kPa。

(二)禁忌证

无绝对和相对禁忌证。

(三)设备和术前准备

1.设备

鼻塞;鼻导管面罩;无创正压通气给氧;高压氧舱;机械通气给氧;各种型号气管插管;呼吸机。

2.术前准备

根据不同患儿病情选择上述不同装置,并注意氧疗的安全,远离火、油、热。

(四)操作步骤

1.鼻塞吸氧法

简单,方便。其吸氧浓度(FiO_2)与吸入氧流量大致呈如下关系:$FiO_2 = 21 + 4 \times$吸入氧流量(L/min)。鼻塞有单塞和双塞两种。单塞法选用适宜的型号塞于一侧鼻前庭内,并与鼻腔紧密接触(另一侧鼻孔开放),吸气时只进氧气,故吸氧浓度较稳定。双塞法为两个较细小的鼻塞同时置于双侧鼻孔,鼻塞周围尚留有空隙,能同时呼吸空气,患儿较舒适,但吸氧浓度不够稳定。

2.鼻导管法

鼻导管法是将一导管经鼻孔插入鼻腔顶端软腭后部,吸氧浓度恒定,但时间长了会有不适感且易被分泌物堵塞。

鼻塞吸氧法和鼻导管吸氧法一般只适宜低流量供氧,若流量比较大就会因流速和冲击力很大让人无法耐受,同时容易导致气道黏膜干燥。

3.面罩吸氧法

(1)简单面罩:面罩需要紧贴在口鼻周围,用绑带固定于头面部后。简单面罩一般耗氧量较大(氧流量 5～6 L/min),吸入氧浓度较高(FiO_2 可达 40%～50%),能提供较好的湿化,适用于缺氧严重而无 CO_2 潴留的患儿。

(2)附贮袋的面罩:在简单面罩上装配一个乳胶或橡胶制的储气袋,以便为没有气管插管或气管切开的患儿输送高浓度的氧。使用方法同简易面罩。

(3)Venturi 面罩:根据 Venturi 原理,利用氧流量产生负压,吸入空气以稀释氧,调节空气进量,控制 FiO_2 在 25%～50%范围内,面罩内氧气浓度比较稳定,耗氧量较稳定,耗氧量较少,不需湿化,基本上无重复呼吸。Venturi 面罩已广泛用于临床,尤其是需严格控制的持续性低浓度氧疗时,因而在治疗Ⅱ型呼吸衰竭患儿时尤为有益。

4.无创持续正压通气给氧(continuos positive airway pressure,CPAP)

(1)体位要求:半卧位、坐位或平卧位,但均要使头、颈、肩在同一平面上,头略向后仰,避免枕头过高,使呼吸道狭窄,影响气流通过,降低疗效。

(2)连接顺序:调试好呼吸机设置之后,吸氧状态下将鼻或面罩连接好,调整好头带松紧度后,再连接呼吸机管道。

5.高压氧舱

用于多种疾病,如 CO 中毒、肺水肿、呼吸窘迫综合征等。仓内充纯氧于一定压力,超过大气压。

病员准备:明确诊断;每次治疗前常规询问病情及体检;注意排除治疗禁忌证;首次进仓患儿用 1% 麻黄碱滴鼻,防治中耳气压伤;对初进仓人员,教会中耳调压动作及应急装置的使用方法。

设备检查:任何设备不许"带病"运行;除非救助需要,治疗期间不得进行设备维修;操舱人员应重点检查照明、通信、供排氧等系统,以及急救药械准备情况。

6.机械通气给氧

对于严重缺氧、呼吸衰竭的患儿,需进行建立人工气道行机械通气。即用各种人工呼吸机进行机械通气时,利用呼吸机上的供氧装置进行氧疗。可根据病情需要调节供氧浓度(21%～100%)。由于治疗的病种和严重程度等因素的差异比较大,应该根据实际的情况灵活应用。

(五)吸氧后观察

(1)密切观察氧疗效果,如发绀、呼吸困难等症状减轻或消失,心跳正常或接近正常,则表明氧疗有效。否则应寻找原因,及时进行处理。

(2)氧疗时注意加温和湿化。呼吸道内保持温度 37 ℃和湿度 95%～100% 是黏液纤毛系统正常清除功能的必要条件,故吸入氧应通过湿化瓶和必要的加温装置,以防止吸入干冷的氧气刺激损伤气道黏膜,致痰干结和影响纤毛的"清道夫"功能。

(3)防止污染和导管堵塞。对鼻塞、输氧导管、湿化加温装置、呼吸机管道系统等应经常定时更换和清洗消毒。吸氧导管、鼻塞应随时注意检查有无分泌物堵塞,并及时更换。

(六)并发症及防范措施

1.氧中毒

高浓度供氧不宜时间过长,一般认为吸氧浓度＞60%,持续 24 小时以上,则可能发生氧中毒。氧中毒患儿常表现为胸骨后有灼热感、干咳、恶心呕吐、烦躁不安、进行性呼吸困难或继续增加吸氧浓度仍不能使患儿的血氧分压保持在理想水平。预防氧中毒的关键是避免长时间高浓度氧疗。吸氧浓度＜30%比较安全,即使长时间吸氧也不致发生不良反应和危险。氧中毒治疗方法很少,关键在于预防。吸纯氧最好不要超过 4～6 小时,氧浓度的最大安全值在 40%。

2.晶状体后纤维组织增生

严格掌握新生儿氧疗适应证,防止眼晶状体后纤维组织增生。新生儿若吸入氧分压超过 18.7 kPa(140 mmHg)的高浓度氧,数小时后即可并发晶状体后纤维组织增生,甚至导致失明。因此,应严格掌握新生儿氧疗适应证,维持吸氧浓度应在 40%以下,避免并发症发生。

二、胸腔穿刺术

(一)适应证

(1)新发现和不明原因的胸腔积液患儿,需行胸腔穿刺术协助诊断者。

(2)大量胸腔积液(或积血)影响呼吸、循环功能,且尚不具备条件施行胸腔引流术者。

(3)气胸影响呼吸功能,需行胸腔穿刺术进行治疗者。

(二)禁忌证

(1)病情垂危者。

(2)凝血障碍者。

(3)严重肺结核及肺气肿者。

(4)穿刺部位皮肤感染者。

(三)设备及术前准备

(1)常规消毒治疗盘 1 套。

(2)无菌胸腔穿刺包:内有胸腔穿刺针(针座接胶管)、5 mL 和 50 mL 注射器、7 号针头、血管钳、洞巾、纱布等。

(3)2%利多卡因 1 支、无菌手套、500 mL 量筒 1 个、按需要准备试管 2 个、培养管 1 个、病理标本瓶 1 个、胸腔注射用药、无菌生理盐水 1 瓶(脓胸患儿冲洗胸腔用)、床上小桌或椅子、冷天应备有毛毯。

(4)少量积液术前行超声检查协助确定穿刺点、进针方向与深度。同时测量从穿刺部位至积液的距离,以决定进针的深度。

(5)签署胸腔穿刺术知情同意书。

(四)操作步骤

(1)穿刺前向患儿及家长解释穿刺的目的及意义,消除紧张、恐惧心理,并嘱排尿。对精神紧张者,可于术前半小时给予地西泮 0.1~0.2 mg/kg。

(2)安排患儿体位:轻症患儿反坐于靠背椅上,面朝椅背,双手平置于椅背上,头部伏于前臂上,如病重患儿不能坐立,可取半坐卧位,举起患侧上臂抱于枕部,以张大肋间。

(3)穿刺抽液部位宜取术前胸部叩诊浊音处,或结合超声波检查定位选择穿刺点。通常取肩胛线、腋后线第 7~9 肋间隙或腋中线第 6~7 肋间、腋前线第 5 肋间隙为穿刺点。包裹性积液宜根据 X 线透视或超声波定位决定穿刺部位。

(4)气胸抽气,一般取半卧位,穿刺点取第 2~3 肋间锁骨中线处,或第 4~5 肋间腋前线处。

(5)常规消毒皮肤,戴口罩及无菌手套,铺无菌洞巾。以 2%利多卡因在穿刺点沿肋骨上缘自皮肤至胸膜壁层进行局部浸润麻醉。

(6)将穿刺针尾的乳胶管用血管钳夹住。左手的示指、中指固定穿刺处皮肤,右手将穿刺针沿下一根肋骨上缘缓慢刺入。当穿过壁层胸膜时,针尖抵抗感突然消失,固定穿刺针,嘱患儿切勿咳嗽及深呼吸。然后接上注射器,放开夹乳胶管的钳子后即可抽液或抽气(亦可在证实抽出胸腔积气时连接闭式引流,行连续抽气)。注射器脱离乳胶管时,应将管子夹闭,防止空气进入。穿刺中出现胸膜反应应立即停止穿刺。穿刺中患儿应避免咳嗽及转动。术中如发生连续咳嗽或出现头晕、胸闷、面色苍白、出汗,甚至昏厥等为胸膜反应,应立即停止抽液,拔出穿刺针。让患儿平卧,必要时皮下注射肾上腺素。

(7)抽液结束后,如治疗需要,可注入药物。术毕拔出穿刺针,覆盖无菌纱布,以胶布固定,安置患儿休息。

(8)整理用物,记录抽出液体量及性质,并及时将标本送验(常规检查、生化检查、免疫检查、病原学检查及病理检查等)。

(五)术后观察

操作完成后严密观察生命体征、肺部体征数时,如果出现有新发现的呼吸困难,应立即进行 X 线检查以能够及时发现并发症。

(六)并发症及防范措施

1.气胸

穿刺过程避免与胸腔相同的穿刺针另一端暴露于空气中,重复穿刺间应及时关闭通路,穿刺结束穿刺点加压包扎。

2.血胸

穿刺点选择下一肋的上缘避开血管垂直进针,穿刺过程边进边抽及时发现出血。

3.复张性肺水肿

抽液不可过多过快,严防负压性肺水肿发生,如果是诊断性穿刺,大约需要30 mL 胸腔积液。治疗性穿刺学龄儿童每次不宜超过 600 mL,以避免复张性肺水肿。

4.肝或脾的穿刺损伤

应避免在第 9 肋间以下穿刺,以免穿透横膈,损伤腹腔脏器。

三、胸腔闭式引流

(一)适应证

(1)气胸、血胸、脓胸及其他胸腔大手术后,需要持续排气、排血或排脓者。

(2)胸腔穿刺术后,气胸增加者。

(3)需使用机械通气或人工通气的气胸或血气胸者。

(二)禁忌证

患儿患有结核性脓胸。

(三)设备及术前准备

清洁盘;胸腔闭式引流包;直径 8～10 mm 的前端多孔硅胶管;消毒水封瓶一套;无菌治疗盘内备:2 mL 或 5 mL 注射器,2％碘酒,75％乙醇,消毒棉签,无菌棉球,橡皮塞,肝素抗凝剂;穿刺闭式引流时需直径 4 mm、长 30 cm 以上的前端多孔硅胶管;直径 5 mm 以上的穿刺套管针、水封瓶等消毒备用。

(四)操作步骤

(1)患儿取半卧位。根据体征、X 线胸片或超声检查,确定胸膜腔内气体或液体的部位来选择手术的肋间隙,并在胸壁作标记。常规皮肤消毒,术者戴无菌手套,铺无菌洞巾,局部麻醉,胸膜层应浸润完全。必要时术前给予肌内注射苯巴比妥钠镇静。

(2)沿肋间走行切开皮肤 2 cm,沿肋骨上缘伸入血管钳,分开肋间肌肉各层直至胸腔,见有液体涌出时立即置入引流管。引流管伸入胸腔深度不宜超过4～5 cm,以中号丝线缝合胸壁皮肤切口,并结扎固定引流管,敷盖无菌纱布,纱布外再以长胶布环绕引流管后粘贴于胸壁。引流管末端连接于消毒长橡皮管至水封瓶,并用胶布将接水封瓶的橡皮管固定于床面上。引流瓶置于病床下不易被碰倒的地方。

(3)观察记录:一般情况下手术后引流液为血性,以后颜色为浅红色,不易凝血。若引流量多,颜色为鲜红色或红色,性质较黏稠,易凝血,应疑为胸腔内有活动性出血。每天更换水封瓶。做好标记,记录引流量。如是一次性引流瓶无需每天更换。

(4)拔管指征:引流量明显减少且颜色变淡,或24小时内水柱停止波动,且不再有气体或引流液流出,夹闭引流管24小时,经X线胸片检查示肺膨胀良好、无漏气,患儿无呼吸困难,即可拔除引流管。拔管时,嘱患儿深吸气后屏住呼吸,即可拔管,迅速拔除引流管,立即用凡士林纱布紧盖引流伤口,宽胶布密封或收紧结扎已放置在引流管切口上的缝线。如持续漏气不能拔管考虑有支气管胸膜瘘。

(五)术后观察

引流术后观察引流液的量、颜色、性状、水柱波动范围,并准确记录。拔管后应继续观察患儿有无胸闷、呼吸困难、切口漏气、渗液、出血、皮下气肿等症状,并及时处理。

(六)并发症及防范措施

1.引流管堵塞

胸腔闭式引流术后通常置患儿于半卧位,保持管路不打折、扭曲,以利呼吸和引流通畅。鼓励患儿进行有效咳嗽和深呼吸运动,利于积液排出,恢复胸膜腔负压,使肺复张。逐日记录引流量及其性质和变化。

2.脱管

有效固定引流管,避免引流侧身体的大幅度活动,尤其引流一周以上的患儿管端易松动,应仔细观察及时加固。若引流管从胸腔滑脱,立即用手捏闭伤口处皮肤,消毒后用凡士林纱布封闭伤口。如引流管连接处脱落或引流瓶损坏,立即双钳夹闭胸壁导管,按无菌操作更换整个装置。

四、咽拭子和痰液标本的采集

(一)咽拭子的采集

(1)适应证:呼吸系统感染的患儿。

(2)禁忌证:无特殊禁忌证。

(3)设备及术前准备:咽拭子1套,告知患儿正确留取标本对检验结果的重要性。

(4)操作步骤:患儿用清水漱口,取出无菌拭子蘸取少量无菌生理盐水;用压舌板轻压舌部,迅速擦拭患儿口腔两侧腭弓及咽、扁桃体的分泌物,避免咽拭子触及其他部位;迅速把咽拭子插入无菌试管内塞紧。

避免在进食后2小时内留取咽拭子标本,以防呕吐,棉签不要触及其他部位以免影响检验结果。

(二)痰标本的采集

(1)适应证:呼吸系统感染的患儿。难以自然咳嗽、不合作或人工辅助呼吸患儿的痰液采集。

(2)禁忌证:无特殊禁忌证。

(3)设备及术前准备:一次性婴儿或儿童吸痰器,生理盐水,无菌棉签,0.25%聚维酮碘。电动吸引器1台、多头电插板、治疗盘、1次性吸痰管若干,镊子、纱布、弯盘、开口器、压舌板等。

(4)操作步骤。①半卧或平卧,头转向一侧,昏迷者可用开口器或压舌板帮助启开口腔。必要时予体位引流、拍背或诱导取痰。②检测吸引器性能是否良好。③打开无菌集痰器包装,取出一次性吸痰器,将无菌盖暂时放无菌袋内,然后将一次性吸痰器一端接负压吸引器,操作者左手持吸痰管,拇指控制侧孔以调整负压,右手持镊子夹住吸痰管。前端用无菌生理盐水润湿,然后送入口腔吸痰。如果口腔吸痰有困难,可从鼻腔插入至鼻咽(图2-4),但应该先用无菌棉签蘸取生理盐水清洗鼻腔。如果从气管切开套管处吸痰,可先用0.25%聚维酮碘消毒外套管周围,然后将吸痰器自气管切开套管处插入气管深部。迅速吸出痰液至所需痰量时结束吸痰,撤去吸痰管,盖上无菌盖,尽快送检。若患儿仍有痰液未排除,则按照抽痰技术予以吸痰。依感染控制原则处理废弃物。

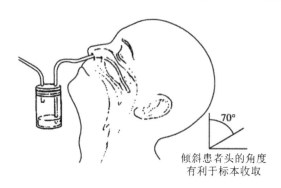

70°

倾斜患者头的角度
有利于标本收取

图2-4　经鼻吸痰

(5)术后观察:整个吸痰过程中,结合患儿的情况严密观察患儿的心率、血压、呼吸及血氧饱和度情况,防止心律失常、心力衰竭及低氧血症等发生。如有异常情况暂停吸痰,及时对症处理。

(6)并发症及防范措施。①出血:吸痰过程动作应轻柔,不要过分刺激患儿气道,不宜在同一部位吸引时间过长及负压过大,以免损伤气管黏膜。吸痰管应在逐渐退出的过程中打开负压吸痰,抽吸时应旋转吸痰管,并间断使用负压,可减少气管黏膜的损伤,且抽吸更为有效。吸痰前先将吸痰管放于无菌盐水中,检查是否通畅和压力是否适宜。每次吸痰时间不超过15秒。②呕吐:吸痰应在患儿喂奶或吃饭前,避免过度刺激患儿咽喉敏感区,出现呕吐立即将头转向一侧,迅速清理呕吐物。

五、空气压缩雾化吸入疗法

(一)适应证

(1)治疗呼吸道感染,消除炎症,减轻咳嗽。

(2)痰液黏稠时,可以稀释痰液,帮助祛痰。

(3)解除支气管痉挛,保持气道通畅。

(4)胸部手术前后,预防呼吸道感染。

(5)使用人工呼吸器时,使呼吸道湿化。

(二)禁忌证

空气压缩雾化吸入疗法的禁忌证为急性肺水肿。

(三)设备及术前准备

空气压缩泵1台,面罩或口含器。做好患儿及家属的思想解释工作,解除患儿对雾化吸入的紧张情绪。介绍压缩雾化疗法的意义、配合方法及所需时间,以取得患儿及家属的配合。

(四)操作步骤

(1)在配制或取用药之前要彻底洗净双手。根据儿童的姿势调整适当的角度和位置,一般患儿呈半卧位或坐位,危重患儿垫高头肩部20°～30°。注意使用过程中喷雾器一直保持竖直向上,有利于保证足够的出雾量。

(2)按逆时针方向旋转喷雾器,取下其上半部和进气活瓣。

(3)按医嘱注入药液,注入液体量最大至4 mL的范围内。

(4)安装口含器或面罩。将其上半部垂直插入喷雾器中然后按顺时针方向旋紧。

(5)握住喷雾器,连接压缩机的空气导管。

(6)告诉患儿放松,打开压缩机,嘴唇含住口含器或面罩对准口鼻缓慢地吸气,在吸气时按下间断控制按钮,喷雾器喷雾,呼气时松开间断控制按钮,喷雾器则停止喷雾。

(7)直至听到指示药物已用完的声音信号响起来,或者当出雾变得不规则时,即可停止治疗。

(8)完毕后予以翻身、拍背、使肺内深部痰液顺利排出。拍背时应自下而上,从周围到中间,使气管内痰液松动,利于由支气管向外引流。备好吸痰器,必要时予以吸痰,防止窒息。危重患儿可每隔20分钟雾化1次,随病情好转,逐渐减少次数。

(五)术后观察

(1)在雾化吸入过程中注意观察患儿的面色和呼吸情况等,及时处理可能发生的不良反应。

(2)熟悉各种雾化药物的药理特点、剂量、用法、疗程、适应证、禁忌证及不良反应等,根据不同病情选用药物或联合用药。

(六)并发症及防范措施

二氧化碳潴留:给哮喘患儿,特别是婴幼儿面罩压缩雾化吸入时间过长时,由于面罩的溢气孔较少,二氧化碳不能完全溢出,患儿在面罩中重复呼吸二氧化碳,可使其血中 $PaCO_2$ 迅速上升,呈急性呼吸性酸中毒,从而导致哮喘病情加剧,所以雾化吸入时间一般不超过15分钟。

六、纤维鼻咽喉镜检查

(一)适应证

(1)咽喉部疾病的检查诊断。

(2)鼻咽、喉部先天性畸形的检查诊断。

(3)鼻咽、喉部肿瘤的检查诊断。

(4)鼻腔后部出血、鼻息肉的检查诊断。

(5)小儿腺样体肥大的辅助检查诊断。

(6)喉咽部异物的诊断和治疗。

(7)辅助麻醉插管。

(二)禁忌证

一般说来无特殊禁忌证,但鼻咽部有活动性出血以及刚进食不久的患儿不宜立刻进行纤维鼻咽喉镜检查。

(三)设备及术前准备

1.患儿准备

(1)向患儿及家属讲解操作及注意事项,解除患儿顾虑,取得合作。

(2)喉部检查前4小时禁食、水。

(3)对于喉软骨软化合并感染的患儿,如果呼吸困难较重,可给予吸氧,必要时在心电监护下检查。

(4)新生儿合并先天性心脏病时,必须要有抢救措施如吸氧、心电监护、插管器械等。

2.器械准备

纤维鼻咽喉镜,冷光源,显示器,0.5%～1%麻黄碱,1%丁卡因,氧气,吸痰管,吸引器,消毒液,手套等。

(四)操作步骤

(1)用1%麻黄碱收缩鼻腔黏膜1～2次,继续用1%丁卡因做鼻腔、咽部表面麻醉以减少咽反射。

(2)患儿取仰卧位或坐位,由助手或家长扶患儿头部,固定头部位置。

(3)检查者以左手持纤维鼻咽喉镜控制其头端方向,右手以盐水纱布轻捏镜远端自下鼻道或总鼻道缓慢插入患儿鼻腔,依次观察患儿鼻前庭、下鼻甲、中鼻甲、下鼻道、中鼻道情况,如分泌物较多,用吸痰管连接吸引器吸除。

(4)插入纤维鼻咽喉镜,同时嘱患儿平静呼吸。到达后鼻孔处时观察腺样体大小、阻塞程度、咽鼓管圆枕及咽鼓管口阻塞情况,以及有无新生物,继续向下至扁桃体水平,观察扁桃体阻塞情况,观察舌根、会厌、会厌谷、声带、声门下情况及声带运动情况。

(5)缓慢退出纤维鼻咽喉镜,以同样方法观察另一侧鼻腔及后鼻孔。

(6)检查完毕,以流动水冲洗,经酶浸泡2分钟后,浸泡于2%戊二醛内3～5分钟,或用酸化水浸泡3～5分钟,再用流动水冲洗以备下次使用。如患儿合并结核、肝炎、喉乳头状瘤等传染性疾病时,应延长消毒时间。

(7)助手将患儿轻轻扶起,确定患儿无不适,方可出检查室。

(8)检查者整理采集数据及图像,写出检查报告,交予患儿家属。

(五)术后观察

术后禁食、水30～60分钟,之后先饮水,无呛咳方可进食。

(六)并发症及防范措施

(1)因麻黄碱、利多卡因等引起的面红、烦躁、拒食、哭闹,多见于新生儿,故给药时应采用低浓度、减慢给药速度。如有变态反应,即停用。

(2)因患儿哭闹及纤维鼻咽喉镜刺激声门,患儿可以出现面色发绀、口周发干,甚至呼吸暂停,操作时应注意动作轻柔、快捷,尽量减少喉镜在声门区的停留时间。

(3)鼻出血,操作应轻柔,吸除分泌物时吸引器的压力不宜过高。

(4)呕吐,应严格注意禁食水。

(5)术后若过早进食,则在咳嗽时易导致误吸,故术后应禁食水一段时间,之后先饮水,无呛咳方可进食。

七、电子(纤维)支气管镜检查

(一)目的

应用电子(纤维)支气管直接进入小儿气道观察局部病变,获取局部组织、液体等标本,作出直观的形态诊断、病原诊断、病理诊断。

(二)适应证

(1)气管、支气管肺发育不良或畸形者。

(2)持续的肺叶不张或反复呼吸道感染者。

(3)慢性、刺激性咳嗽者局限性喘鸣者。

(4)咯血或痰中带血需形态检查及病理取材者。

(5)肺部弥漫性阴影、间质肺病变、结节病变、嗜酸细胞性肺炎、肺泡蛋白沉着症等慢性肺疾病。

(6)气道内病变性质不明需黏膜或病灶组织病理取材者。

(7)确定气道异物位置和取支气管异物者。

(8)气管结核的诊断及治疗。

(9)气道梗阻所致呼吸困难或呼吸衰竭,需探查病因及改善气道通气者。

(10)引导气管插管:有颈部疾病后仰困难或气道畸形,不能应用直接喉镜插管或插管困难的患儿。

(11)胸部外科手术前的诊断及辅助诊断,如气管支气管裂伤或断裂,可予以明确诊断及定位。

(12)其他:需行气道内介入治疗者。

（三）禁忌证

（1）非气道梗阻所致的肺功能严重减退者或呼吸衰竭者。

（2）心脏功能严重减退，有心力衰竭。严重心律失常有心房、心室颤动及扑动，三度及以上房室传导阻滞者。

（3）高热患儿。

（4）正在大咯血者。

（5）严重营养不良，一般情况太衰弱者。

（四）操作前准备

（1）术前禁食、禁水 6～8 小时。

（2）选好麻醉方式（局麻或全麻）。

（3）准备常规急救药品如肾上腺素、支气管舒张剂、止血药物、地塞米松等；急救及监护设备如氧气、吸引器、复苏气囊、气管插管、脉搏血氧监护仪等。

（4）向患儿及家长说明手术目的及方法，解除紧张情绪。

（5）签署手术知情同意书。全麻的患儿还应由麻醉医师与监护人签署麻醉同意书。

支气管镜术前除必须的检查如血常规、凝血功能、肝功能、胸片或胸部 CT、血气分析、心电图以外，为避免操作中的交叉感染，还需进行乙型肝炎和丙型肝炎血清学指标、HIV、梅毒等特殊病原的检测。全麻的患儿还应接受肝肾功能检查，以评估患儿对麻醉药物的耐受情况。

（五）操作方法

1.选择麻醉方法

（1）局部麻醉：①术前 30 分钟肌内注射阿托品 0.01～0.02 mg/kg，以尽可能减少检查时由于对迷走神经刺激引起的心率减慢和气道分泌物增多。②术前：1%～2%利多卡因喷鼻、咽部，静脉注射咪达唑仑 0.1～0.3 mg/kg。③术中：1%～2%利多卡因局部黏膜表面麻醉，"边麻边进"。用药总量应控制在 5～7 mg/kg。6 个月以下小儿用浓度 1%的利多卡因。

（2）静脉麻醉。①诱导：咪达唑仑 0.05～0.075 mg/kg，芬太尼 1～2 μg/kg，异丙酚 1～1.5 mg/kg，入睡后常规利多卡因鼻腔、咽喉表面麻醉。②维持：持续泵注异丙酚 6～8 μg/(kg·h)，气管内表面麻醉不可省略。麻醉较浅时快注 10～20 mg。③停药后 10 分钟可睁眼。

2.麻醉前准备

约束患儿、给氧、备好术中需用药品、标本瓶、器械、吸引器等。

3.选择插镜途径

经鼻、口腔或气管插管及气切开口;选用适宜患儿的支气管镜型号

4.检查顺序

插镜进入气管,依次先查病变轻微部,最后于病变部位取灌洗液、病理组织及异物等操作。

5.出镜前注意事项

出镜前抽吸净局部,必要时给予止血剂、肾上腺素等。

(六)注意事项

(1)术中给氧、约束,以保障手术顺利执行。

(2)注意头部固定,避免甩头、误吸。

(3)操镜者与助手密切配合,掌握好吸痰、取异物、回收液等操作手法,做灌洗、注药时应尽量缩短时间,减少患儿痛苦。

(4)术后应擦净唾液、分泌物等。

(5)及时送检标本。

(七)术后监护

(1)监测血氧饱和度及心电图,观察有无呼吸困难、咯血、发热等。

(2)局麻患儿可在支气管镜室或病房监测半小时,全麻患儿待患儿清醒,不吸氧时血氧饱和度维持在95%以上,返回病房继续监测及观察。

(3)由于局麻药物的持续作用,可以引起患儿误吸,因此术后2小时方可进食、进水。

(4)术后监护期间根据患儿情况可以继续吸氧、吸痰保持呼吸道通畅。密切监察发热、咯血和气胸等并发症的征象。

(八)并发症

1.麻醉药物过敏

一般用1%丁卡因或2%利多卡因,毒性很小,但有个别报道死亡者。过敏者往往初次喷雾后即有胸闷,脉速而弱,面色苍白,血压降低甚至呼吸困难。

2.出血

出血最为常见,多因患儿哭闹或剧烈咳嗽可致颜面、眼眶周围甚至前胸有出血点;因鼻黏膜干燥等原因常有鼻出血或因取活组织致痰中带血,一般量少,都

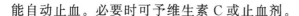

能自动止血。必要时可予维生素 C 或止血剂。

3.发热

阻塞性肺疾病患儿及 BAL 后的患儿发生率高。

4.喉头水肿

支气管镜外径过粗,或操作者技术不熟练,经过声门强行进入,反复粗暴抽插镜子,均可造成喉头水肿或喉痉挛。

5.发绀或缺氧

支气管镜插入气道后可降低动脉血氧分压 1.3～2.7 kPa(10～20 mmHg)。因此,对静息动脉血氧分压小于 8.0～9.3 kPa(60～70 mmHg)者进行该项检查有一定危险,术后仍应给一定时间吸氧。

6.窒息

原发性肺结核气管支气管旁肿大淋巴结破溃,大量干酪物质注入气管内引起窒息。在做一侧全肺不张检查时另一侧合并狭窄或检查后出血、气管痉挛引起窒息。

7.气胸和纵隔气肿

多发生于支气管、肺活检后。

第三节　消化科基本技能

一、腹腔穿刺术

腹腔穿刺术是借助穿刺针直接从腹前壁刺入腹膜腔的一项诊疗技术,是除手术以外最直接、最迅速获得腹腔内情况的简便手段,对各种腹膜炎、腹部闭合性损伤有诊断价值。可根据穿刺液性质及常规化验,确定腹腔内病变。

(一)适应证

(1)诊断性穿刺,以明确腹水的性质。可诊断创伤导致的腹腔出血和空腔脏器穿孔。鉴别原发性腹膜炎和继发性腹膜炎,鉴别机械性肠梗阻和绞窄性肠梗阻等。

(2)大量腹水者适当放液以减轻腹内压。

(3)腹腔内注射药物。

(二)禁忌证

(1)肠管严重扩张者。

(2)腹腔内粘连者。

(3)腹壁蜂窝织炎者。

(4)膀胱膨胀者。

(三)设备及术前准备

(1)药品:2%普鲁卡因或0.5%利多卡因。

(2)器械:腹腔穿刺包、无菌手套、口罩、帽子、5 mL注射器、20 mL注射器、50 mL注射器、消毒用品、胶布、500 mL生理盐水、腹腔内注射所需药品、无菌试管数支、多头腹带等。

(3)测血压、脉搏、量腹围、检查腹部体征。

(4)术前嘱患儿排尿,以防刺伤膀胱。

(5)向患儿及家长说明手术目的及方法,解除紧张情绪。

(6)签署手术知情同意书。

(四)操作方法

(1)体位:侧卧位、斜坡卧位或平卧位。

(2)穿刺点:脐与髂前上棘连线中外1/3交点。

(3)消毒皮肤、铺巾。

(4)局部麻醉:2%普鲁卡因或0.5%利多卡因,注药须深达腹膜。

(5)穿刺针于穿刺点与腹壁呈垂直方向进针,进入腹腔有落空感时,再进针1~2 cm抽吸,若未能抽出液体,则改变进针角度和深度,边退边抽,抽取液体后拔出穿刺针,压迫针孔,盖上无菌纱布。

(6)腹腔放液减压时,穿刺针外连消毒橡皮管,先用止血钳夹住橡皮管,穿刺针进入腹腔,腹水自然流出后,再放液于容器内。放液完毕后,用力按压局部,无菌纱布覆盖,缚紧腹带。

(五)术后观察

(1)术后观察患儿的生命体征。

(2)术后观察患儿的腹部体征。

(六)并发症及防范措施

1.肠管穿孔

(1)常见并发症为肠管严重扩张、腹腔粘连。

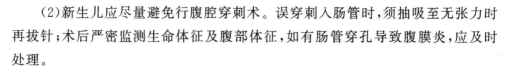

（2）新生儿应尽量避免行腹腔穿刺术。误穿刺入肠管时,须抽吸至无张力时再拔针;术后严密监测生命体征及腹部体征,如有肠管穿孔导致腹膜炎,应及时处理。

2.腹腔感染

腹壁蜂窝织炎应尽量避免行腹腔穿刺术;术中严格无菌操作;术后监测生命体征及腹部体征,如有腹腔感染,及时给予处理。

二、置胃管、洗胃、抽取胃液术

(一)适应证

（1）需胃肠营养而不能经口摄食者。

（2）需胃肠造影但不能经口摄入造影剂者。

（3）手术治疗前准备,口腔及喉手术须保持手术部位清洁者。

（4）需取胃液做病因或病原学检查者。

（5）需注入药物治疗者。

（6）需洗出不消化食物、毒素、毒物者。

（7）胃肠减压者。

（8）监测胃内容性质者(如出血或新生儿咽下综合征)。

(二)禁忌证

（1）鼻咽部或食管梗阻或明显狭窄者。

（2）患儿患有严重的出血性疾病。

（3）患儿患有严重的上颌部外伤和(或)颅底骨折。

（4）患儿患有食管黏膜大疱性疾病。

（5）患儿近期食管黏膜腐蚀性损伤。

（6）患儿心脏疾病未稳定,对迷走刺激耐受差。

(三)设备及操作前准备

1.器械准备

根据患儿年龄选择合适型号的胃管、(一次性)弯盘、20 mL 注射器、无菌棉球、液状石蜡、棉签、胶布、治疗巾、听诊器、一次性手套、洗胃液(按需准备)、废液瓶或污水桶。

2.评估患儿

病情、年龄、放置胃管目的、鼻腔或口腔状况、合作程度。

3.告知患儿和家长

放置胃管的目的、方法、放置时的感觉、配合方法等。

(四)操作步骤

1.置胃管

(1)患儿取坐位或仰卧位,约束患儿上肢(可请助手或家长协助固定患儿上肢)颌下铺治疗巾或小毛巾,清洁鼻腔。

(2)打开胃管、注射器包装将其放弯盘内备用。

(3)戴一次性无菌手套,测量插管长度(患儿发际到剑突的长度或从鼻尖到耳垂再到剑突),液状石蜡润滑胃管前段并检查是否通畅。站在患儿右侧,左手扶住患儿头部,右手持胃管前段沿一侧鼻孔缓缓插入,到咽喉部时,对能合作的患儿嘱其做吞咽动作,同时将胃管送下。插管中若患儿出现恶心,应暂停片刻,嘱其做深呼吸或吞咽动作,随后迅速将胃管插入,以减轻不适。插入不畅时,应检查胃管是否盘在口中。

插管过程中如发现呛咳、呼吸困难、发绀等情况,可能误入气管,立即停止插管,休息后重插。对于吞咽和咳嗽反射消失的患儿:插管前应将患儿头向后仰,当胃管到达会厌部时,以左手将患儿头部托起,使下颌靠近胸骨柄以增大咽喉部通道的弧度,便于管端沿后壁滑行,插入至预定长度。

(4)判断胃管是否在胃内,再用胶布固定胃管于鼻翼两侧。

2.洗胃

(1)放置胃管同前,检查胃管位置,了解胃管是否在胃内。

(2)用注射器抽出胃内容物至排空为止。

(3)注入灌洗液,抽出;如此反复多次注入、抽出,直至抽出液变清无气味为止。如抽出有困难,可让患儿适当变换体位或稍稍移动胃管。

(4)洗胃结束,将管端的塞子塞紧或夹紧胃管末端,拔出胃管。

3.抽取胃液

(1)放置胃管同前,检查胃管位置,了解胃管是否在胃内。

(2)用注射器抽出胃液。

(3)抽胃液结束后,将管端的塞子塞紧或夹紧胃管末端,拔出胃管。

(五)并发症及防范措施

1.食管黏膜损伤

食管黏膜损伤防范措施:医师操作时插管动作应轻稳。

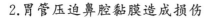

2.胃管压迫鼻腔黏膜造成损伤

胃管压迫鼻腔黏膜造成损伤防范措施:对需长期保留胃管的患儿,可适时交替鼻腔插入并注意更换胃管。

3.胃管阻塞

胃管阻塞防范措施:每4小时用生理盐水冲洗胃管1次。

三、肛门指检

肛门指检(digital rectal examination,DRE):简称肛查。是一种非常简便、实用的查体方法。不仅适用于肛门、直肠局部的病变,也适用于间接了解腹腔病变的情况。一个简单的肛查就可以为临床医师提供很多的参考意见。

(一)适应证

主要用于急腹症、便血、直肠肿瘤、先天性巨结肠、骶前或盆腔肿物的检查。

(二)禁忌证

新鲜肛裂。肛查并无严格禁忌证,在存在肛裂的情况下,如有需要进行肛查的情况也可检查。但需注意与患儿家长进行沟通,有导致肛门出血的可能。

(三)操作方法

(1)患儿取仰卧位、左侧卧位、膝胸卧位。不同的体位对于检查的效果并无太大的影响。但是要看患儿的情况采取更易于操作的方式来进行。如果患儿年龄较小,抱于家长怀中,为缓解小儿的紧张情绪,亦可以采用截石位。大多数人为右利手,故而选择左侧卧位。

(2)注意肛门附近有无脓血、粪便、黏液、瘘口或肿块。检查是否有肛裂,排除禁忌证。

(3)检查者站在患儿右侧,右手戴手套,涂液体石蜡,示指末节掌侧(新生儿则用小指)轻轻按压肛门,使外括约肌放松,嘱患儿张口呼吸,使腹肌放松,示指轻轻插入肛门(图2-5)。

(4)仔细触摸检查肛管及直肠周围,由浅至深,前后左右壁逐一检查,了解肛门直肠壁是否光滑,有无狭窄、瘘管,直肠内是否空虚,有无触痛,注意感觉括约肌的松紧度。探查肠腔内、骶前、盆腔有无肿物,必要时可作直肠腹部双合诊。

(5)指检完毕将手指缓慢抽出,观察指套上有无脓、血或其他分泌物,手指拔出后有无大量气体或粪便排出。

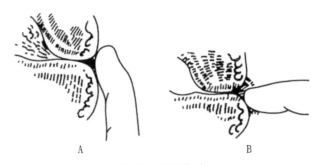

图 2-5　肛门指诊

A.正确方法　B.错误方法

四、肛管排气法

(一)目的

排除肠腔内积气,减轻腹胀。

(二)操作前准备

治疗盘内物品:备肛管、玻璃接管、橡胶管、玻璃瓶(内盛 3/4 水)、瓶口系带、润滑油、棉签、弯盘、卫生纸、胶布条、别针、屏风。

注意保持环境:安静、整洁、保暖(关门窗)、隐蔽(围屏风)。

(三)操作方法

(1)洗手、戴口罩,备齐用物携至患儿床边。

(2)核对,向患儿及家属解释肛管排气的目的,以取得配合。屏风遮挡,助患儿仰卧或左侧卧位。

(3)将盛水瓶系于床边,橡胶管一端插入瓶中水面以下,另一端连接玻璃接管和肛管,润滑肛管前端后插入肛门内 10~15 cm,可见气体排出。以胶布将肛管交叉固定于臀部,别针固定橡胶管于床单上,橡胶管须留出足够长度,供患儿翻身。肛管排气过程中嘱患儿作深呼吸减轻不适,注意尽量少暴露患儿肢体。

(4)观察排气情况和患儿反应,如排气不畅,可帮助患儿转换体位、按摩腹部,以助气体排出。

(5)保留肛管一般不超过 20 分钟,腹胀减轻,拔出肛管,清洁肛门,整理用物,做好记录。

(四)并发症及防范措施

1.直肠黏膜损伤

直肠黏膜损伤防范措施:医师操作时插管动作应轻稳。

2.肛门括约肌松弛

肛门括约肌松弛防范措施:留置肛管时间不宜过长。

五、灌肠法

(一)普通灌肠

(1)目的:解除便秘,为某些检查或手术做准备。

(2)适应证:便秘;消化道手术(特别是结肠手术)前肠道准备;影像学检查需进行:(消化道造影、静脉肾盂造影)前肠道清洁;纤维结肠镜检查前肠道清洁。

(3)操作方法。①灌肠液常用 0.1%～0.2%肥皂液、生理盐水,溶液温度以 39～41 ℃为宜。每次用量 100～200 mL。②患儿左侧卧位或平卧位,臀下放置油布、尿垫。③灌肠筒挂于输液架上,液面距肛门40～60 cm。④左手拇、示指分开肛门两侧,显露肛门将肛管缓慢插入肛门,在无阻力情况下送入直肠或结肠 7～10 cm,固定肛管,松开夹子,使溶液缓缓流入。⑤溶液即将灌完时,夹紧肛管并轻轻拔出,保留5～10分钟后再排便(图 2-6)。

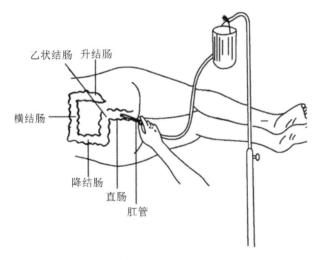

图 2-6 普通灌肠法

(4)注意事项。①观察筒内液面下降,如液体流入受阻,可稍移动或挤捏肛管。②观察患儿反应,如感觉腹胀或有便意,可适当降低灌肠筒的高度或暂停片刻,嘱患儿张口呼吸。小于 2 岁患儿不宜采用此法灌肠。③肝性脑病患儿禁用肥皂液灌肠,以减少氨的产生和吸收。

目前普通灌肠在小儿使用较少。可服用轻泻剂或应用开塞露刺激排便,达到排空肠道的目的。

(二)清洁灌肠

1.目的

协助排便、解除梗阻、减轻腹胀,使结肠内积粪、粪块逐渐清除,达到肠道畅通,缓解肠腔内压力,改善其血液循环,促进肠壁炎症消退,使扩张肠管近端部分恢复正常,为手术创造条件。

2.适应证

(1)先天直肠肛门畸形排便困难合并皮肤瘘的患儿。

(2)先天性巨结肠、直肠肛门手术术前准备。

3.操作方法

(1)灌肠液为生理盐水,温度为37~39 ℃,灌入总量一般每次按100 mL/kg计算,可以超过此量,但必须灌入量和排出量基本相等。

(2)患儿仰卧于治疗床,双下肢分开,首次灌肠前行直肠指检,了解有无肛门狭窄、直肠近端肠腔内有无肠石。

(3)臀下放置油布、尿垫,将便盆置于臀部下方。操作者站在患儿右侧,右手持消毒灌肠管涂上液体液状石蜡,左手拇、示指分开肛门两侧,显露肛门将灌肠管缓慢插入肛门,再在无阻力情况下送入直肠或结肠,管头端应超过痉挛端到达扩张肠管,此时有气体和粪便从肛管内排出。

(4)术者左手固定肛管,右手用50 mL注射器抽吸配制好的灌肠液自灌肠管内注入扩张的结肠内,边注入边吸出或让其自然流出,如此反复灌入吸出,直至腹胀缓解,吸出的液体变清为止。

(5)若灌洗不畅,注入受阻或灌入的液体不能排出时,应检查灌肠管头端是否超过狭窄段到达扩张肠腔内,灌肠管是否折叠或被粪便堵塞,需调整灌肠管方向及深度,必要时拔出灌肠管重新插入。

(6)灌洗时由助手或患儿母亲配合按摩腹部,顺肠蠕动方向,有助于粪便软化。使粪便和灌肠液流出。

(7)对结肠内有肠石,灌肠液注入后不易排出时,应注入适量液体石蜡保留在肠管内,第2天再灌洗。

4.注意事项

(1)灌入量与排出量要基本相等。

(2)灌洗液只能用配制的生理盐水,禁用清水、肥皂水或高渗盐水,以免导致水中毒或盐中毒。

(3)操作轻柔,婴幼儿要选择较细、质软的灌肠管,切勿用暴力插入,以免损

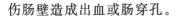

伤肠壁造成出血或肠穿孔。

(4)先天性巨结肠并发严重的肠炎、结肠炎时,不宜做清洁灌肠,一般先行肛管排气、保留肛管,待症状好转后逐渐使用少量盐水轻柔灌洗。

(5)冬天寒冷天气要注意患儿保暖。

六、十二指肠引流术

(一)适应证

(1)患儿胆道系统感染病原学检测。

(2)判断患儿肝胆有无梗阻。

(3)患儿胰腺外分泌功能检测。

(4)胆系感染需引流及注药者。

(二)禁忌证

(1)鼻咽部或食管梗阻或明显狭窄者。

(2)患儿患有严重的出血性疾病。

(3)患儿患有严重的上颌部外伤和(或)颅底骨折。

(4)患儿患有食管黏膜大疱性疾病。

(5)患儿近期存在食管黏膜腐蚀性损伤。

(6)患儿心脏疾病未稳定,对迷走刺激耐受差。

(三)设备及操作前准备

(1)基本物品同胃管插入术:(一次性)弯盘、50 mL 及 5 mL 的注射器各1个、无菌棉球、棉签、胶布、治疗巾、听诊器、血管钳、一次性手套、废液瓶或污水桶、无菌标本瓶及容器、十二指肠引流管、已消毒的 33%硫酸镁 50 mL、生理盐水。

(2)向患儿及家长说明此手术的目的、意义和操作过程中的要求。

(3)术前体外测量患儿消化道的长度。

(四)操作步骤

(1)术前禁食 12 小时,清晨空腹进行。

(2)清洁口腔,将一次性或消毒后的十二指肠引流管经口腔插入胃内,抽尽胃液,可注入温生理盐水 10～50 mL。

(3)患儿右侧卧位,臀部垫高约 20 cm,可使弯曲的引流管伸直,并可刺激胃蠕动。每 2～3 分钟将引流管送入 0.5～1 cm,避免送入过快而使引流管头端在胃内折曲、盘旋,约需 30 分钟可达十二指肠。

(4)用注射器抽取少量液体,以酚红试纸测试呈红色时,表示管端已进入十二指肠。如反复不成功者,可在 X 线透视引导下使引流管头进入十二指肠。

(5)把引流管用胶布固定于面颊部,管外端置于床面以下,液体自然流出,采集十二指肠液或称前液(D 液),尽量放完前液,以免残存液内胰酶破坏后期采集的胆汁内容物。

(6)前液流毕后,将预温的 33% 的硫酸镁 1～3 mL/kg 从管口缓慢注入,用止血钳夹住管端 5～10 分钟,使胆道口括约肌松弛。

(7)松开止血钳,可见液体自然流出,将先流出的硫酸镁残液弃去,之后可见 3 种不同颜色的液体先后流出。A 液:为来自胆总管的胆汁,橙黄色或淡金黄色,有 10～15 mL;B 液:来自胆囊的胆汁,稍黏稠,棕黄、棕褐色,有 30～60 mL;C 液:来自肝内胆管的胆汁,稀薄淡黄色,之后不再改变颜色。留取足够的标本,或安置引流管的目的皆已完成即可拔管,拔管时需用止血钳夹闭管身,以免过程中管中残液流入气管。

(8)如疑有胆系感染,需在引流时留取适量 A、B、C 液,分别置入无菌标本小瓶中即刻送检。

(五)并发症及防范措施

(1)十二指肠引流术并发症及防范措施同胃管插入术。

(2)胰胆管感染(少见),可适当予抗生素治疗。

七、胃肠减压

(一)目的

(1)解除或者缓解患儿肠梗阻所致的症状。

(2)患儿进行胃肠道手术的术前准备,以减少胃肠胀气。

(3)术后吸出胃肠内气体和胃内容物,减轻腹胀、减少缝线张力和伤口疼痛,促进患儿伤口愈合,改善胃肠壁血液循环,促进消化功能的恢复。

(4)通过对胃肠减压吸出物的判断,可观察病情变化和协助诊断。

(二)操作前评估

(1)患儿病情、生命体征、意识状态及合作程度,告知胃肠减压的目的,取得合作。

(2)患儿鼻腔情况,有无鼻中隔偏曲、鼻腔炎症和阻塞等。

（3）患儿有无人工气道。

（4）患儿有无上消化道狭窄或食管静脉曲张,有无食管及胃肠梗阻或术后情况。

（5）患儿有无凝血功能障碍。

（三）操作前准备

1.物品

治疗盘内盛:一次性杯子(内盛凉开水或生理盐水)、治疗巾、胃管(根据病情、年龄选择)、20 mL 注射器、消毒弯盘一套(内有纱布 2 块)、别针、润滑剂、棉签、胶布、镊子、止血钳、压舌板、听诊器、胃肠减压器、手套、手电筒、快速手消毒剂、软尺。

2.环境

清洁、安静、光线适宜。

3.体位

患儿取坐位、半卧位或仰卧位。

（四）操作方法

（1）携物品至患儿床前,核对医嘱及患儿信息,作好解释。

（2）取得患儿及家长同意,协助患儿选取舒适体位。

（3）检查鼻腔是否通畅,清洁鼻腔,颌下垫治疗巾。

（4）检查胃管是否通畅,测量胃管放置的长度。

（5）将胃管前段涂以润滑油,用止血钳夹闭胃管末端,顺鼻腔下鼻道缓缓插入。

（6）胃管插至咽部时,嘱患儿头稍向前倾并作吞咽动作,同时将胃管送下,插胃管至所测量的长度。昏迷患儿插管:应先撤去枕头,让患儿头向后仰,插入胃管至咽喉部时,将患儿头部托起,使下颌靠近胸骨柄,可增大咽喉部的弧度,便于胃管顺利通过会厌。

（7）检查胃管是否在胃内(抽、看、听),是否通畅,标明放置的长度,安置胃管后妥善固定,用胶布将胃管固定于上唇颊部。

（8）调整减压装置,连接胃管与负压装置,妥善固定。

（9）胃肠减压过程中需观察引流物的颜色、性质、量,并记录 24 小时引流总量,酌情补液,以维持患儿水、电解质的平衡。

（10）保持负压吸引,病情好转,腹胀消失、肠蠕动恢复或开始排气后,可停止胃肠减压。拔管时,应停止负压吸引后再拔出,以防损伤消化道黏膜。

(五)并发症及防范措施

胃肠黏膜损伤,防范措施:插管动作应轻稳,保证正确的插管位置,防止负压过大。

八、24小时食管pH监测

(一)适应证

(1)患儿不明原因的胸痛、反酸、胃灼热。

(2)患儿咽下困难的鉴别。

(3)婴幼儿体重不增,反复呕吐。

(4)患儿反复呼吸道感染。

(5)儿童哮喘。

(6)慢性咽炎的病因检查。

(二)禁忌证

(1)怀疑有食管静脉曲张者。

(2)严重的心、肺疾病及极度衰弱者。

(3)凝血功能不全者。

(三)操作前准备

1.仪器设备准备

(1)将电池装入pH监测仪中。

(2)打开蓝色的盖,调节按钮使屏幕显示为Insert Catheter in pH 1后将盖合上。

(3)将pH导管插入监测仪侧面的接口。

(4)将pH导管的感受器与接收器电极插入pH为7的标定液中进行标定。

(5)标定完成后用清水冲洗电极并用干净的方纱擦干。

(6)按监测仪蓝盖右上方按钮,电极插入pH为1的标定液中。

(7)标定完成后重复步骤(5)。

2.患儿准备

(1)术前首先要了解病史、检查目的、特殊要求,其他检查情况,有无禁忌证,有无急、慢性传染病。

(2)监测前检查凝血功能、肝脏功能。

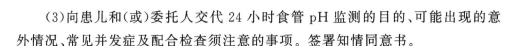

(3)向患儿和(或)委托人交代 24 小时食管 pH 监测的目的、可能出现的意外情况、常见并发症及配合检查须注意的事项。签署知情同意书。

(四)操作方法

(1)患儿平躺,将 pH 导管的感受器经鼻插入,感受器通常放置于食管下距贲门口 5 cm 处(可根据胃镜门齿距齿状线距离或透视确定),其后在 pH 导管中的接收器上涂抹导电液后固定于体表胃区,按动监测仪蓝盖右上方按钮至开始记录。

(2)详细记录患儿监测开始后的活动、饮食、体位及临床症状。

(3)完成 24 小时监测后拔出感受器,取下接收器,将资料输入电脑。

(五)并发症及防范措施

1.消化道出血

防范措施:检测前应进行消化道造影,了解食管有无狭窄等病变;检查前化验血小板、凝血功能;插管时注意手法,如遇到阻力,最好在透视下插管。如出现消化道出血,可应用止血药、抑酸药,适当补液,必要时输血。

2.严重的恶心、呕吐

防范措施:保持患儿安静,避免摄食过多。如出现严重的恶心、呕吐,可暂时禁食、对症、补液治疗,多于 1~2 天恢复。

3.小婴儿呛奶、窒息

防范措施:给小婴儿喂奶时,速度不宜过快,每次量不宜过多,喂奶后应将患儿竖起,轻拍后背。及时清理气道,保持呼吸道通畅。

九、胃镜检查

(一)适应证

(1)凡有上消化道症状,疑有食管、胃及十二指肠疾病,其他检查未能发现病变或未确定病变性质,需做此检查以明确诊断的儿童。

(2)不明原因上消化道出血的儿童。

(3)疑上消化道肿瘤儿童,胃镜可提高诊断准确率。

(4)需随诊的病变,如溃疡病、萎缩性胃炎、息肉病、术后胃等,以及药物治疗前后或手术后疗效的评价。

(5)需内镜治疗儿童,如摘除息肉、取异物、部分上消化道出血、食管静脉曲张等。

(二)禁忌证

(1)患儿患有严重心、肺、脑、肝、肾等器质性疾病伴功能不全,如心力衰竭、呼吸衰竭、严重出血、凝血障碍等。

(2)患儿全身情况极度衰竭,如:尿毒症、严重感染、各种原因引起的休克等。

(3)内镜插入困难或易致危险者,如:咽、喉部和呼吸道疾病、急性腐蚀性食管炎、食管胃肠穿孔、腹膜炎等。

(4)神志不清或精神病不能合作者。

(5)传染性疾病属相对禁忌证,有传染性疾病但又必须做检查的儿童,可用专用胃镜,术后进行严格消毒。

(三)操作前准备

(1)术前首先要了解病史、检查目的、特殊要求,其他检查情况,有无内镜禁忌证,有无药物过敏史及急、慢性传染病。

(2)向监护人及年长患儿讲清检查目的、必要性及检查的注意事项,并签写胃镜检查知情同意书。

(3)检查前禁食至少 6～8 小时,已作钡餐检查者,最好 3 天后再做该项检查,幽门梗阻者则应禁食2～3 天,必要时需洗胃,术前排空大、小便。

(4)镇静剂及解痉剂不必常规应用,对个别紧张或胃肠蠕动特别强烈者可在术前 15 分钟肌内注射地西泮或山莨菪碱,必要时在麻醉下进行。

(5)核对患儿姓名。

(6)咽部麻醉于检查前10～15 分钟含服盐酸利多卡因胶浆 10 mL,5～10 分钟咽下,以利于镜下检查。

(7)仪器准备。①拭镜纸沾少许硅蜡将物镜擦拭干净。检查插入管表面是否光滑,弯曲部的外皮是否有破损,管道系统是否通畅,胃镜角度控制旋钮是否正常,光源、监视器工作是否正常。②把电子胃镜与光源、吸引器、注水瓶连接好,注水瓶内应装有 1/2～2/3 的蒸馏水。③对电子胃镜进行白平衡调节。④检查电子胃镜注气、注水、吸引等功能是否正常,将内镜角度旋钮置于自由位。⑤将胃镜消毒一遍,弯曲部涂上润滑霜,镜子就可供使用了。⑥治疗台车上备好几只 20 mL 注射器,抽好生理盐水备用,以备检查术中注水冲洗,清洁视野。

(四)操作方法

(1)患儿取左侧卧位躺于诊疗床上,在患儿头下放一次性垫子一个,患儿头微曲,两腿屈曲,全身放松,均匀呼吸,有活动义齿应取出。

(2)松解领口和裤带;嘱患儿张开口咬住牙垫。

(3)术者面向患儿,左手持操纵部,右手在距镜端 20 cm 处持镜,将镜面对准患儿舌根部,将镜端自口垫中插至咽后壁,左手边调节角钮方向,使之顺利到达咽后部,嘱患儿做吞咽动作,顺势轻柔地插入食管。切忌暴力硬插。

(4)插入后,在内镜直视下从食管上端开始循腔进镜,做大致观察,依次食管-贲门-胃体-胃窦-经幽门-十二指肠。在退镜时依反方向全面观察。发现病变应确定其性状、范围及部位,并详细记录。必要时可进行摄影、活检及细胞学取材。

(5)胃镜退出贲门前应吸出胃内气体,然后观察食管,直至完全退出,取出牙垫圈。

(五)术后处理

(1)术后 2 小时,待麻醉作用消失后,患儿才能进食。当天宜进温软食物。

(2)拔镜后患儿如有咽喉部疼痛不适或声嘶,可给予药物治疗。

(3)术后一般休息一天。

(4)在检查后,患儿若有剧烈腹痛、黑便、呕吐等变现,嘱即刻就诊。

(六)注意事项

(1)严格掌握儿童胃镜的适应证和禁忌证。

(2)操作之前详细询问病史。

(3)操作时动作要轻柔、缓慢,注气适量,不要过量充气以免穿孔。气体或胃液过多影响观察,可按压吸引钮,抽出气体、液体。

(4)取活检时要看清取材部位,尽量避免在血管周围取材。息肉切除时要注意观察电凝是否完全,有无焦痂脱落。

(七)并发症及防范措施

1.黏膜损伤出血

防范措施:轻者给予抑酸、胃黏膜保护剂治疗,数天可愈。出血量较多者,内镜下喷洒或注射止血。用 1∶10 000 肾上腺素镜下喷洒,可反复多次,同时需禁食补液、抑酸治疗,并监测血压、心率,观察再出血发生。

2.胃肠穿孔

防范措施:需紧急外科手术治疗。

3.下颌关节脱臼

防范措施:一般无危险,手法复位即可。

4.喉头痉挛

防范措施:立即拔镜,症状可解除。

5.腮腺肿大

防范措施:常可自愈,必要时给抗感染治疗。

第四节 内分泌科基本技能

一、生长激素分泌功能测定

(一)生理性筛查

1.深睡眠试验

(1)适应证:①生长发育正常的儿童。②生长激素缺乏症患儿的初筛。

(2)禁忌证:患儿凝血功能异常。

(3)设备及操作前准备:①在安静、适于儿童睡眠的房间,静脉穿刺备好留置套管针,并备有脑电图设备。②家长签署试验知情同意书。

(4)操作步骤:①在持续脑电图监测下,于儿童深睡眠(即睡眠第三、四期)时开始取血。②分别于深睡眠后 30 分钟、60 分钟、90 分钟各取静脉血 2 mL,测定血清 GH 值。③或在儿童自然入睡前及入睡后每隔 30 分钟取一次血,从早上到次日晨 8 点,共 12 小时。④同时脑电图记录完整睡眠相。

(5)试验后观察:正常峰值≥6 ng/mL,正常儿童 60～70％＞10 ng/mL。GH 的分泌可出现 6～10 次,其中至少有 4 个＞10 ng/mL 的峰值。未达上述标准者疑诊 GH 分泌不足。

(6)并发症及防范措施:①基本无并发症,但因取血量较多,婴幼儿应避免使用该方法。②注意静脉留置套管针的及时封管及肝素抗凝。

2.运动试验

(1)适应证:①正常学龄儿童。②生长激素缺乏症患儿的初筛。

(2)禁忌证:①年龄不足 5 岁者。②有心、肺等其他系统基础病变的非健康儿童。

(3)操作步骤：①当天清晨空腹取静脉血 2 mL 送检 GH 并记录脉搏后开始运动。②先快走 15 分钟，再快跑 5 分钟，其后立即记录脉搏(有效脉搏需 >140 次/分)。③再次取血 2 mL 送检 GH。

(4)注意事项：①为达到刺激的目的，运动量应尽量达到近于疲劳的程度，否则运动量不足可出现假阳性结果。②少数儿童可诱发哮喘发作。③筛查试验异常者，需进行至少两种药物激发试验以确诊。

(5)并发症及防范措施：①运动疲劳后应适当休息。②如有哮喘发作，立即终止试验并平喘治疗，做好心肺复苏准备。

(二)生长激素药物激发试验

1.胰岛素-低血糖-生长激素激发试验

(1)原理：低血糖可刺激中枢 α-肾上腺素能神经元而兴奋下丘脑释放 GH-RH，后者促进垂体合成和分泌 GH。一般 GH 的分泌峰值多在低血糖降至最低水平后 15～20 分钟出现。本试验即利用胰岛素来诱发低血糖的发生。

(2)适应证：①年龄大于 2 岁的儿童。②用于除外 GHD。

(3)禁忌证：①有不明原因的癫痫、黑矇病史或正在接受抗癫痫治疗者。②有胰岛素抵抗或高胰岛素血症者。③受试者在该激发试验前即出现低血糖。

(4)操作步骤：①受试者在空腹状态下，予短效胰岛素(RI)每次 0.07～0.1 IU/kg，加 0.9%生理盐水 2 mL 稀释后缓慢静脉推注。②自给药 10～15 分钟起严密监测血糖，并观察低血糖症状。③分别于给药前(0 分钟)及给药后 30 分钟、60 分钟、90 分钟、120 分钟取静脉血送检 GH 浓度。

(5)并发症及防范措施：①低血糖症状包括头晕、嗜睡、心悸、大汗、面色苍白等。②若症状不重且受试者能耐受，则尽量不予处理。

2.精氨酸-生长激素激发试验

(1)原理：精氨酸可通过中枢 α-肾上腺素能神经元受体的作用抑制下丘脑生长抑素的分泌，从而间接刺激垂体 GH 的分泌。

(2)适应证：用于除外 GHD。

(3)禁忌证：无绝对禁忌证。

(4)操作步骤：①受试者在空腹状态下给予 25%精氨酸每次 0.5 g/kg，极量每次 30 g，配以 0.9%生理盐水稀释成 10%溶液在 30 分钟内静脉输入。②分别在给药前及给药后 30 分钟、60 分钟、90 分钟、120 分钟静脉取血送检 GH 浓度。

(5)并发症及防范措施：此激发试验相对较安全，无明显不良反应。

二、性激素分泌功能测定

(一)促性腺激素释放激素刺激试验

1.适应证

(1)中枢性性早熟、外周性性早熟和单纯乳房早发育的鉴别。

(2)协助鉴别青春期发育延迟与促性腺激素低下所致性发育延迟。

2.禁忌证

目前尚无绝对禁忌证。

3.设备及操作前准备

(1)可在任何时间进行,无需禁食水。

(2)置好静脉留置套管针。

4.操作步骤

(1)GnRH:每次 2.5 μg/kg 或每次 100 μg/m²,极量每次 100 μg,加 0.9％生理盐水 2 mL 缓慢静脉推注。

(2)分别于给药前(0 分钟)、给药后(30 分钟、60 分钟、90 分钟)静脉取血 2 mL,然后送检 LH、FSH。

(二)人绒毛膜促性腺激素刺激试验

1.适应证

(1)短期即 4 天 HCG 刺激试验:用于疑诊睾丸间质细胞发育不良、睾酮生物活性不足、隐睾症、小阴茎、两性畸形、青春期延迟等疾病者。

(2)延长即 10 天 HCG 刺激试验:疑诊促性腺激素缺乏或无睾症者。

2.禁忌证

目前尚无绝对禁忌证。

3.设备及操作前准备

患儿无需禁食水。

4.操作步骤

(1)常用 HCG 刺激试验:①第 1 天,静脉取血检测睾酮,如疑有性激素合成酶的缺陷者(如 5α-还原酶缺乏)同时送检双氢睾酮、脱氢表雄酮和四溴化铵、黄体生成素、卵泡刺激素等,并应检测染色体核型。②取血后予 HCG 肌内注射,连续 4 天,每天一次,每次 1 500 IU。③第 5 天(最后一次肌内注射 HCG 24 小时后),静脉取血送检与第 1 天相同的激素指标。④试验前后均需测量睾丸的位置、大小和阴茎的长度、周径。

(2)延长 HCG 刺激试验:①试验前后均需测量睾丸的位置、大小和阴茎的长度、周径。②每隔一天肌内注射 HCG 1 次,共 10 次,总时程 3 周,剂量为每次 1 000 IU,方法同前。③最后一次肌内注射 HCG 24 小时后,静脉取血送检与第 1 天相同的激素指标。

三、肾上腺皮质功能测定

(一)过夜地塞米松抑制试验

1.适应证

适应证为疑诊皮质醇增多症者。

2.禁忌证

禁忌证为患糖尿病者。

3.操作前准备

试验前一周内禁用 ACTH、肾上腺皮质激素类药物、避孕药、女性激素、抗癫痫药、利福平等。

4.操作步骤

(1)分别于上午 8 时、下午 4 时及晚上 11 时静脉取血送检血皮质醇及 ACTH。

(2)最后一次取血后口服地塞米松 1 mg。

(3)第二天上午 8 时再次取血送检血皮质醇及 ACTH。

5.并发症及防范措施

目前尚无并发症。

(二)小剂量地塞米松抑制试验

1.适应证

适应证为诊断皮质醇增多症者。

2.禁忌证

小剂量地塞米松抑制试验禁忌证为患糖尿病者。

3.设备及操作前准备

在试验前一周停用 ACTH、肾上腺皮质激素类药物、避孕药、女性激素、抗癫痫药、利福平等药物。

4.操作步骤

(1)试验前 1 天,留 24 小时尿检测 24 小时尿 17-OH 及尿游离皮质醇。

(2)试验当天上午 8 时,取静脉血检测皮质醇及 ACTH。

(3)取血后口服地塞米松每次 0.5 mg,每 6 小时一次,共 8 次。

(4)试验第 24、48 小时再次取血送检皮质醇、ACTH,并留 24 小时尿检测 24 小时尿 17-OH、尿游离皮质醇。

(5)疑诊肾上腺肿瘤者应同时取血检测 DHEA、雄烯二酮、睾酮等。

(三)大剂量地塞米松抑制试验

1.适应证

小剂量地塞米松抑制试验不能被抑制者,需做大剂量地塞米松抑制试验,以鉴别皮质醇增多症的病因,特别是肾上腺皮质癌。

2.禁忌证

大剂量地塞米松抑制试验禁忌证为糖尿病。

3.操作步骤

除剂量外,其他与小剂量地塞米松抑制试验方法相同。每次口服地塞米松 2 mg,每 6 小时 1 次,共 8 次。

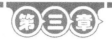

新生儿疾病

第一节　新生儿鹅口疮

鹅口疮是由白色念珠菌所致的口腔黏膜炎症,又称口腔念珠菌病。新生儿时期常见本病。

一、病因

(1)乳具消毒不严,乳母乳头不洁,或喂奶者手指污染。

(2)出生时经产道感染。

(3)长期使用广谱抗生素或肾上腺皮质激素。

(4)慢性腹泻。

(5)经医护人员手的传播,院内交叉感染。

(6)接触感染念珠菌的食物、衣物和玩具。

二、诊断

(一)临床表现

本病特征是在口腔黏膜上出现白色如凝块样物,常见于颊黏膜、上下唇内侧、齿、牙龈、上颚等处,有时波及咽部。白膜不易拭去,强行剥落后,局部黏膜潮红、粗糙,并可有出血,白膜又迅速生成。患处无疼痛感,不影响吸吮,无全身症状,偶可表现拒乳。

当全身抵抗力下降时,病变可蔓延至咽后壁、食管、肠道、喉头、气管、肺等处,出现呕吐、呛奶、吞咽困难、声音嘶哑、呼吸困难等症状。

(二)实验室检查

可取白膜少许置玻璃片上,加10%氢氧化钠一滴,在显微镜下可见到念珠菌菌丝及孢子。或通过念珠菌培养确诊。

三、治疗

健康新生儿一般可自限。轻症治疗可用 2％碳酸氢钠(小苏打)溶液,清洁口腔。再用制霉菌素鱼肝油涂口腔黏膜,每天 3～4 次,2～3 天便可治愈。切忌用粗布强行揩擦或挑刺口腔黏膜,以免局部损伤,加重感染。

四、预防

新生儿的用具要严格消毒,护理人员接触婴儿前要洗手,母亲喂奶前应洗净乳头。

第二节　新生儿衣原体感染

新生儿衣原体感染是由沙眼衣原体(chlamydia trachomatis,CT)所致,可引起包涵体结膜炎或 CT 肺炎。

一、病因及发病机制

衣原体感染是常见的性传播疾病。新生儿常在引导分娩的过程中由于母亲宫颈炎传染而发病。剖宫产新生儿衣原体感染非常少见,仅在有羊膜早破时发生。

二、诊断

(一)结膜炎临床表现

通常见于生后 1 周后,常在生后 2～3 周出现症状。一般眼部先出现浆液性渗出物,很快变为脓性。眼睑水肿明显,结膜充血显著并有增厚,病变以下睑结膜更重。有时可形成假膜。

(二)肺炎临床表现

衣原体肺炎在婴儿出生 3 个月内是最常见的肺炎之一,婴儿在分娩的过程中呼吸道可直接感染。约半数婴儿在发生肺炎同时或之前伴有眼结膜炎。肺炎常出现在生后的 3～11 周,几周后病情逐渐加重。最初常有 1～2 周的黏液样流涕,继之咳嗽、呼吸急促,95％以上的病例无发热。咳嗽具有特征性,呈发作性咳嗽而非持续性,影响睡眠和哺乳。婴儿可能有肺充血和呼吸暂停,多与衣原体感染后再继发感染有关。约 1/3 的患儿并发中耳炎。

(三)辅助检查

1.实验检查

(1)直接涂片镜检:用吉姆萨染色后作显微镜检查,23%～90%可见胞质内包涵体及大量多核白细胞。

(2)直接荧光抗体实验(DFA):使用荧光标记的单克隆抗体对临床标本进行检测。

(3)酶联免疫实验(EIA):用酶标记的抗体检测标本中有无 CT 抗原。

(4)细胞培养:可用气管或鼻咽吸取物、鼻咽拭子采集标本作细胞培养。

(5)PCR:可将标本做核酸扩增。

(6)沙眼衣原体 IgM 抗体:衣原体 IgM 抗体滴定度显著上升或高滴度(1∶32)提示衣原体感染。

(7)DNA 探针:DFA 试验阳性、EIA 试验阳性或 DNA 探针的阳性结果应通过衣原体培养或另一种不同的非培养实验来确认。

(8)其他实验:在衣原体肺炎病例,白细胞计数正常,70%病例有嗜酸性粒细胞增多>$300×10^6$/L。血气分析显示轻度～重度低氧。

2.X 线检查

肺过度膨胀,双侧弥漫性肺间质阴影或肺泡浸润。

三、治疗

(1)CT 结膜炎或肺炎:均首选红霉素 20～50 mg/(kg·d)分 3 次口服或静脉滴入,共用14 天。这样不仅可以缩短病程,而且能够减少鼻咽部排菌的时间。

(2)CT 结膜炎:局部可用 0.1%利福平或 0.3%诺氟沙星或 10%磺胺醋酰钠眼药水滴眼,每天 4 次,也可用 0.5%红霉素眼膏共 2 周。

(3)阿奇霉素比红霉素吸收好,半衰期长。剂量为 10 mg/(kg·d),共服 3 天。

(4)衣原体感染没有必要实行隔离。

四、预防

高危母亲在分娩前应取标本进行衣原体培养并进行治疗。已知有衣原体感染而没有治疗的孕妇所生的婴儿应进行检查和口服红霉素 14 天。

第三节　新生儿破伤风

新生儿破伤风是由破伤风杆菌由脐部侵入引起的一种急性感染性疾病,由于接生人员的手或所用的剪刀、纱布未经消毒或消毒不严密,或出生后不注意脐部的清洁消毒。常在生后 7 天左右发病,临床上以全身骨骼肌强直性痉挛、牙关紧闭为特征。

一、临床表现

潜伏期 3~14 天,多为 4~7 天,此期愈短,病情愈重,病死率也愈高。早期症状为哭闹、口张不大、吃奶困难。随后发展为牙关紧闭、面肌紧张、口角上牵、呈"苦笑"面容,伴有阵发性双拳紧握。上肢过度屈曲,下肢伸直,呈角弓反张状。呼吸肌和喉肌痉挛可引起发绀、窒息。痉挛发作时患儿神志清楚为本病的特点,任何轻微刺激即可诱发痉挛发作。早期尚无典型表现时,可用压舌板检查患儿咽部,若越用力下压,压舌板反被咬得越紧,也可诊断。经合理治疗 1~4 周后痉挛逐渐减轻,发作间隔时间延长,能吮乳,完全恢复需 2~3 个月。病程中常合并肺炎和败血症。

二、诊断

(一)诊断标准

(1)有不洁接生史。

(2)牙关紧闭、"苦笑"面容、痉挛反复发作。

(二)按病情分轻度和重度

1.轻度

(1)潜伏期>7 天。

(2)开始期>24 小时。

(3)牙关紧闭、无频繁发作的全身痉挛。

2.重度

(1)潜伏期≤7 天。

(2)开始期≤24 小时。

(3)入院时体温≥39 ℃或体温不升者(腋温)。

(4)频繁自发痉挛发作发绀、角弓反张和(或)呼吸异常(不规则、暂停)。

(5)合并败血症、肺炎、硬肿症等。具备其中 3 条为重度[(4)为必要条件]。

三、治疗

控制痉挛、预防感染、保证营养是治疗中的三大要点,疾病初期的控制痉挛尤为重要。

(一)中和毒素

只能中和尚未与神经节苷脂结合的毒素。破伤风抗毒素(TAT)2 万 U,其中 1 万 U 肌内注射,1 万 U 加入 10%葡萄糖液 50 mL 中,缓慢静脉滴入。之前一定要做皮试。若皮试阳性需脱敏。

(二)止痉

首选地西泮。重度首次缓慢静脉推注地西泮 2～3 mg,止痉后,插鼻胃管并保留胃管,给予地西泮计划治疗,轻度 2.5～5 mg/(kg·d),重度 7.5～10 mg/(kg·d),分 6 次鼻饲(与鼻饲牛乳同步),达到地西泮化。"地西泮化"的标准,即患儿浅睡、咳嗽、吞咽反射存在,体检时无抽搐,仅在注射、穿刺或吸痰时出现短暂肌强硬,但无明显发绀,使患儿处于深睡状态。大剂量维持 4～7 天,逐渐减量,直至张口吃奶。痉挛解除才停药。用药期间注意观察药物不良反应,如四肢松弛、呼吸浅表、反复呼吸暂停,及时调整剂量。在地西泮计划治疗过程中,再出现痉挛者,则临时辅用苯巴比妥钠、水合氯醛。

1.苯巴比妥钠

首次负荷量为 15～20 mg/kg,缓慢静脉滴注;维持量为每天 5 mg/kg,分 4～8 小时 1 次,静脉滴注。可与地西泮交替使用。

2.10%水合氯醛

剂量每次 0.5 mL/kg,胃管注入或灌肠,常作为发作时临时用药。

(三)控制感染

选用青霉素每次 20 万～40 万 U,加入 10%葡萄糖液中静脉滴注,每天 2 次。甲硝唑每次 7.5～15 mg/kg,加入葡萄糖液滴注,每天 2 次。合并其他细菌感染者,采用有效抗生素。

(四)维持营养

鼻饲母乳(牛奶)及多种维生素,乳量每次 20～30 mL,逐渐增加 40 mL。如痉挛窒息发作者,停止鼻饲、止痉后恢复鼻饲。供给热卡 60～80 kcal/(kg·d),

不足部分静脉输注葡萄糖、复方氨基酸或血浆,维持水及电解质平衡。

(五)其他对症治疗

有呼吸衰竭表现:采用东莨菪碱每次 0.03~0.05 mg/kg,间隔 10~30 分钟,病情好转后延长使用时间,直至呼吸平稳、面色红润、循环情况良好停用。合并脑水肿用脱水剂或利尿剂。

(六)护理

保持环境清洁安静,禁止一切不必要的刺激,保持呼吸道通畅,必要时吸痰;频繁痉挛发作、面色发绀给氧。做好脐部皮肤护理,预防硬肿及皮肤感染(如尿布性皮炎)。鼻饲药物及奶液时严格按操作程序进行,一切操作和治疗集中进行。

四、预防

(1)严格执行新法接生,接生时必须严格无菌。

(2)接生消毒不严的新生儿,争取在 24 小时内剪去残留脐带的远端再重新结扎,近端用碘酒消毒,并注射 TAT 1 500 U 预防注射。

(3)对不能保证无菌接生的孕妇,于妊娠晚期注射破伤风类毒素。

第四节　新生儿脐炎

新生儿脐炎是因断脐时或出生后处理不当,脐残端被细菌侵入、繁殖所引起的急性炎症,也可由于脐血管留置导管或换血时被细菌污染而导致发炎。

一、病因

新生儿脐炎可由任何化脓菌引起。常见的化脓菌是金黄色葡萄球菌,其次为大肠埃希菌、铜绿假单胞菌、溶血性链球菌等。脐带创口未愈合时,爽身粉等异物刺激可引起脐部慢性炎症而形成肉芽肿。

二、诊断

(一)临床表现

(1)轻者脐轮与脐周皮肤轻度红肿,伴脓性分泌物。

(2)重者脐部及脐周明显红肿发硬,脓性分泌物较多。向周围扩散可致蜂窝织炎、皮下坏疽、腹膜炎及深部脓肿。

(3)慢性脐炎常形成脐肉芽肿。

(二)鉴别诊断

脐部具有炎症表现即可诊断。注意与脐肠瘘(卵黄管未闭)、脐窦和脐尿管瘘进行鉴别。

三、治疗

(1)轻者局部用2%碘酒及75%乙醇清洗,每天2～3次。

(2)脐周有扩散或有全身症状者,除局部消毒处理外,还需应用抗生素。

(3)慢性肉芽肿可用硝酸银涂擦,大肉芽肿可用电灼、激光治疗或手术切除。

四、预防

断脐应严格无菌,生后勤换尿布,保持脐部清洁、干燥。护理治疗要无菌操作。

第五节　新生儿黄疸

一、概述

新生儿黄疸是新生儿期常见症状之一,尤其是1周内的新生儿,既可以是新生儿正常发育过程中的生理现象,也可以是多种疾病的主要表现。胆红素重度升高或虽然不很高,但同时存在缺氧、酸中毒、感染等高危因素时,可引起胆红素脑病,病死率高,幸存者多存在远期神经系统后遗症。因此,需及时正确判断黄疸的性质,早期诊断和早期治疗。

二、新生儿生理性黄疸

新生儿生理性黄疸是新生儿早期由于胆红素的代谢特点所致,除外各种病理因素,血清未结合胆红素增高到一定范围的新生儿黄疸。肉眼观察,50%的足月儿和80%的早产儿可见黄疸。

(一)临床表现

足月儿生理性黄疸多于生后2～3天出现,4～5天达高峰,黄疸程度轻重不一,轻者仅限于面颈部,重者可延及躯干、四肢,粪便色黄,尿色不黄,一般无不适症状,也可有轻度嗜睡或食欲缺乏,黄疸持续 7～10 天消退;早产儿多于生后 3～5 天出现黄疸,5～7 天达高峰。早产儿由于血浆清蛋白偏低,肝脏代谢功能更不成熟,黄疸程度较重,消退也较慢,可延长到 2～4 周。

(二)诊断

早期新生儿有 50%～80% 可出现生理性黄疸,但此期间有许多病理因素(包括溶血因素、感染因素、围生因素等)可引起病理性黄疸。因此,对早期新生儿出现黄疸时,不能只依据血清总胆红素(TSB)值,必须结合临床其他因素,作出正确的诊断。

新生儿生理性黄疸传统的 TSB 值诊断标准,足月儿不超过 220.6 μmol/L(12.9 mg/dL),早产儿不超过 256.5 μmol/L(15 mg/dL)。

(三)治疗

生理性黄疸不需特殊治疗,多可自行消退。但临床工作中应结合胎龄、体重、病理因素、监测血胆红素,及时诊断,并给予相应的干预及治疗措施。

三、新生儿病理性黄疸

新生儿病理性黄疸是在新生儿时期出现皮肤、巩膜黄染超过正常生理范围,其病因特殊而复杂,严重者可引起胆红素脑病,常导致死亡和严重后遗症。

(一)分类

1.按发病机制

(1)红细胞破坏增多(溶血性、肝前性)。

(2)肝脏胆红素代谢功能低下(肝细胞性)。

(3)胆汁排出障碍(梗阻性、肝后性)。

2.按实验室测定总胆红素和结合胆红素浓度的增高程度

(1)高未结合胆红素血症。

(2)高结合胆红素血症。

(二)病因

(1)胆红素生成过多:由于红细胞破坏增多,胆红素生成过多,引起未结合胆红素增高。

(2)肝细胞摄取和结合胆红素能力低下,可引起未结合胆红素增高。

(3)胆红素排泄异常:由于肝细胞、胆管对胆红素排泄功能障碍引起。

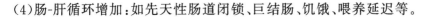

(4)肠-肝循环增加:如先天性肠道闭锁、巨结肠、饥饿、喂养延迟等。

(三)诊断

1.诊断要点

新生儿黄疸出现下列情况之一时要考虑为病理性黄疸。

(1)生后 24 小时内出现黄疸,血清总胆红素＞102 μmol/L(6 mg/dL)。

(2)足月儿血清总胆红素＞220.6 μmol/L(12.9 mg/dL),早产儿＞255 μmol/L (15 mg/dL)。

(3)血清结合胆红素＞26 μmol/L(1.5 mg/dL)。

(4)血清总胆红素每天上升＞85 μmol/L(5 mg/dL)。

(5)黄疸持续时间较长,超过 2～4 周,或进行性加重。

2.鉴别诊断

需与生理性黄疸鉴别。

(四)治疗

采取措施降低血清胆红素,以防止胆红素脑病的发生。可采用光疗、换血、输注清蛋白及其他药物治疗。同时要针对不同的病因进行治疗。

四、新生儿母乳性黄疸

母乳性黄疸其主要特点是新生儿母乳喂养后未结合胆红素升高,临床出现黄疸。

(一)病因及发病机制

母乳性黄疸的病因及发病机制迄今尚未完全明确。最近认为本病是在多种因素作用下,由新生儿胆红素代谢的肠-肝循环增加所致。

1.新生儿肠-肝循环增加学说

(1)喂养方式:生后 1 周内纯母乳喂养正常新生儿,出现黄疸,血清胆红素超过传统的生理性黄疸标准值,称早发型母乳性黄疸。其发病原因常与能量摄入不足、喂养频率及哺乳量少有关,其发病机制与肠蠕动少、肝肠循环增加有关。

(2)母乳成分:生后 1 周以上纯母乳喂养正常新生儿,出现黄疸,血清胆红素超过传统的生理性黄疸标准值,称晚发型母乳性黄疸。其发病机制推测可能与母乳中 β-葡萄糖醛酸苷酶(β-glucuronidase,β-GD)含量高,在肠道内通过水解结合胆红素成为未结合胆红素,使回吸收增加,导致黄疸。

（3）肠道菌群：母乳喂养儿缺乏转化结合胆红素的菌群，使肠-肝循环的负担增加，导致黄疸。

2.遗传因素

近年来，通过分子生物学技术的研究，发现胆红素代谢与尿苷二磷酸葡萄糖醛酸转移酶（UGT）UGT_1基因突变有关，此遗传因素可以发生于母乳喂养儿，使母乳性黄疸加重或迁延时间延长。

（二）诊断

1.症状及体征

主要为母乳喂养的新生儿出现黄疸，足月儿多见，黄疸在生理期内（2 天至 2 周）发生，但不随生理性黄疸的消失而消退。以未结合胆红素升高为主，其分型见表 3-1。患儿的一般情况良好，生长发育正常。

表 3-1　新生儿母乳性黄疸分型

	早发型	迟发型
喂哺乳类	母乳	母乳
黄疸出现时间	出生后 2～3 天	出生后 6～7 天
黄疸高峰时间	出生后 4～7 天	出生后 2～3 周
黄疸消退时间	—	6～12 周

2.实验室检查

目前尚缺乏实验室检测手段确诊母乳性黄疸。

3.诊断标准

根据其临床特点，诊断标准包括以下几点。

（1）足月儿多见，纯母乳喂养或以母乳喂养为主的新生儿。

（2）黄疸出现在生理性黄疸期，TSB＞220.6 μmol/L（12.9 mg/dL）；或黄疸迁延不退，超过生理性黄疸期限仍有黄疸，TSB＞34.2 μmol/L（2 mg/dL）。

（3）详细采集病史、查体和各种必要的辅助检查，认真将各种可能引起病理性黄疸的病因逐一排除。

（4）一般情况好，生长发育正常。

（5）停母乳 1～3 天后黄疸明显消退，血清胆红素迅速下降 30％～50％。

4.鉴别诊断

（1）各种原因引起的新生儿黄疸。

（2）先天性甲状腺功能减退。

（3）半乳糖血症。

（4）遗传性葡萄糖醛酸转移酶缺乏症。

（三）治疗

本病确诊后无须特殊治疗，对于足月健康儿，一般不主张放弃母乳喂养，而是在密切观察下鼓励母乳少量多次喂哺。门诊监测胆红素的浓度，一旦高达256.5 μmol/L（15 mg/dL）以上时停母乳改配方乳并进行光疗。在实际临床工作中要结合日龄、胎龄等具体情况分析，监测血胆红素。胎龄、日龄愈小，治疗宜积极。

（四）预后

一般认为母乳性黄疸预后良好。

第六节 新生儿胃食管反流

胃食管反流（gastroesophageal reflux，GER）是指胃内容物，包括从十二指肠流入胃的胆盐和胰酶等，反流入食管的一种常见临床症状，分为生理性和病理性两种。前者是由于哭闹、吸吮、胃胀气引起食管下括约肌反射性松弛，而使食物进入食管内或胃内过多气体通过食管排出体外，往往发生在喂奶时或喂奶后。后者是由于食管下括约肌的功能障碍和（或）与其功能有关的组织结构异常，以致食管下括约肌压力低下而出现的反流，可引起一系列临床症状，长期反流导致反流性食管炎，支气管、肺部并发症，营养不良等，从而形成胃食管反流病（GERD）。

一、病因及发病机制

影响胃食管反流发病的因素包括①食管下括约肌防反流屏障功能低。②食管廓清能力降低。③食管黏膜的屏障功能破坏。④胃、十二指肠功能失常。

由于酸性胃液反流，食管长期处于酸性环境中，可发生食管炎、食管溃疡、食管狭窄、反流物吸入气管可引起反复发作的支气管肺炎、肺不张，也可引起窒息、猝死综合征。

二、诊断

(一)临床表现

85％的患儿生后 1 周内即出现呕吐症状,表现为溢乳、轻度呕吐或喷射性呕吐,呕吐较顽固。80％的患儿出现体重不增,以致营养不良。并发反流性食管炎时可出现呕血。呕吐物被吸入可致肺部并发症。常与其他先天性疾病伴发,如食管裂孔疝、先天性食管闭锁等。

(二)辅助检查

(1)食管钡剂造影。

(2)食管 24 小时 pH 监测。

(3)胃食管放射性核素闪烁扫描。

(4)消化道 B 超检查。

(5)其他:食管抗阻检测、食管内镜检查、食管测压等。

三、治疗

(一)内科治疗

1.体位

体位是一种有效而简单的治疗方法,以抬高床头 30°为宜,俯卧位或左侧卧位,通过食物重力作用使反流物的量减少,而且反流物容易被清除。

2.饮食及喂养

少食多餐、喂稠厚食物可减少胃内容物,减少反流机会,减少呕吐,减少哭闹时间,延长睡眠时间。

3.药物治疗

当保守治疗不能缓解时,可以考虑药物治疗,目前多采用增加食管下括约肌张力、抑制胃酸分泌、增加食管蠕动、加速胃排空等方面药物。

4.促胃肠动力药

(1)多巴胺 D_2 受体阻滞剂:如多潘立酮,每次 0.3 mg/kg,每天 2～3 次,奶前 30 分钟口服,连续 7～10 天。

(2)红霉素及其衍生物:为非肽类胃动素受体兴奋剂,一般用小剂量 3～6 mg/(kg·d),分3 次口服或静脉给药。

(3)5-羟色胺受体 4(5-HT$_4$ 受体)激动剂:属苯酰胺类药物,如西沙必利(普瑞博思),可通过兴奋肠道肌间神经丛 5-HT$_4$ 受体起作用,能释放乙酰胆碱,促进全胃肠道的动力,小剂量西沙比利每次 0.09~0.25 mg/kg,每 6 小时 1 次经肠给药,与西咪替丁合用可增加其生物利用度,但忌与红霉素合用。

5.抑酸药

(1)抑制胃酸分泌:H_2 受体阻滞剂,如西咪替丁每次 3~5 mg/kg,日服 2~4 次;雷尼替丁每次 3~4 mg/kg,日服 2 次;法莫替丁每次 1~2 mg/kg,日服 2 次。质子泵抑制剂有奥美拉唑 0.5~0.8 mg/(kg·d),埃索美拉唑 0.5~1.0 mg/(kg·d),每天 1 次服用。

(2)中和胃酸:铝碳酸镁,较少用于新生儿。

6.黏膜保护剂

能增加黏膜对酸的抵抗力及促进黏膜上皮修复,常用蒙脱石散,每次 1/3 袋,日服 3 次。磷酸铝 10~15 mg/(kg·d),分 3~4 次服用。

(二)外科治疗

绝大多数 GER 经内科治疗症状可以改善,仅不足 1% 的患儿需抗反流外科手术。手术指征包括:内科保守治疗 6 周无效;有严重并发症(消化道出血、营养不良、生长迟缓),严重食管炎或缩窄形成,有反复呼吸道并发症等。经腹腔镜行胃底折叠术有效率达 94%,且并发症少。

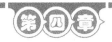

消化系统疾病

第一节 口 炎

口炎是指口腔黏膜的炎症,如病变仅限于舌、齿龈或口角亦可称为舌炎、齿龈炎或口角炎。本病在小儿时期较多见,尤其是婴幼儿,可单独发生,亦可继发于全身性疾病,如急性感染、腹泻和营养不良。多由病毒、细菌、真菌或螺旋体等引起。

一、鹅口疮

鹅口疮又名雪口疮,为白色念珠菌引起的慢性炎症,多见于新生儿、营养不良、腹泻、长期使用广谱抗生素或激素的患儿,使用污染的喂乳器具以及新生儿在出生时经产道亦可污染。

(一)临床表现

本病特征是在口腔黏膜上出现白色或灰白色乳凝块样物,此物略高于黏膜表面,粗糙无光,最常见于颊黏膜,亦可蔓延至口腔其他部位。干燥、不红、不流涎是本病不同于其他口炎的特点,有时灰白色物融合成片,很像乳块。若有怀疑,可用棉签蘸水轻轻拭揩,鹅口疮不易揩去。本病一般无全身症状,若累及食管、肠道、气管、肺等,出现呕吐、吞咽困难、声音嘶哑或呼吸困难。

(二)治疗

局部涂1‰甲紫溶液,每天1～2次。病变广泛者,可用制霉菌素每次100 000 U加水1～2 mL涂患处,每天3～4次,或口服制霉菌素50 000～100 000 U,每天3次。

(三)预防

预防以口腔卫生为主,注意乳瓶、乳头、玩具等的清洁消毒。不要经常为小儿揩洗口腔,因为易揩伤口腔黏膜,并将致病菌带入。

二、疱疹性口炎

疱疹性口炎为单纯疱疹病毒所致,多见于1~3岁小儿,全年均可发生,无季节性,传染性较强,在集体托幼机构可引起小流行。

(一)临床表现

有低热或高热达40℃,齿龈红肿,舌、腭等处散布黄白色小溃疡,周围黏膜充血。口唇可红肿裂开,近唇黏膜的皮肤可有疱疹,颈淋巴结肿大。病程较长,发热常在3天以上,可持续5~7天;溃疡需10~14天才完全愈合,淋巴结经2~3周才消肿。本病须和疱疹性咽峡炎鉴别,后者由柯萨奇病毒引起,多发生于夏秋季,疱疹主要是在咽部和软腭,有时见于舌,但不累及齿龈和颊黏膜,颌下淋巴结不肿大,病程较短。

(二)治疗

保持口腔清洁,勤喂水,局部可撒冰硼散或锡类散等中药,为预防感染可涂2.5%~5%金霉素甘油。疼痛重者,在食前用2%利多卡因涂局部,食物以微温或凉的流质为宜。对发热者可给退热剂,对体弱者需补充营养和复合B族维生素及维生素C,后期疑有继发细菌感染者,选用抗菌药物。

三、溃疡性口炎

溃疡性口炎主要致病菌有链球菌、金黄色葡萄球菌、肺炎双球菌、铜绿假单胞菌、大肠埃希菌等,多见于婴幼儿,常发生于急性感染,长期腹泻等机体抵抗力降低时,口腔不洁更利于细菌繁殖而致病。

(一)临床表现

口腔各部位均可发生,常见于舌、唇内侧及颊黏膜等处,可蔓延到咽喉部。开始时口腔黏膜充血水肿,随后发生大小不等的糜烂或溃疡,可融合成片,表面有较厚的纤维素性炎症渗出物形成的假膜,呈灰白色,边界清楚,易拭去,涂片染色可见大量细菌。局部疼痛、流涎、拒食、烦躁,常有发热,高达39~40℃,局部淋巴结肿大,白细胞增高,饮食少者可出现失水和酸中毒。

(二)治疗

及时控制感染,加强口腔护理。用3%过氧化氢清洗溃疡面后涂1%甲紫或

2.5%～5%金霉素甘油,局部止痛用2%利多卡因涂抹。较大儿童可用含漱剂如0.1%雷凡奴尔溶液。一般需用抗菌药物。高热者给药物或物理降温,注意热量和液体的补充;宜用微温或凉的流质饮食,出现失水和酸中毒者应及时纠正。

第二节 胃 炎

胃炎是指由各种物理性、化学性或生物性有害因子引起的胃黏膜或胃壁炎症性改变的一种疾病。在我国小儿人群中胃炎的确切患病率不清。根据病程分为急性和慢性两种,后者发病率高。

一、诊断依据

(一)病史

1.发病诱因

对于急性胃炎应首先了解患儿近期有无急性严重感染、中毒、创伤及精神过度紧张等,有无误服强酸、强碱及其他腐蚀剂或毒性物质等。对于慢性胃炎而言不良的饮食习惯是主要原因,应了解患儿饮食有无规律、有无偏食、挑食;了解患儿有无过冷、过热饮食,有无食用辣椒、咖啡、浓茶等刺激性调味品,有无食用粗糙的难以消化的食物;了解患儿有无服用非甾体抗炎药或肾上腺皮质激素类药物等;还要了解患儿有无对牛奶或其他奶制品过敏等。

2.既往史

有无慢性疾病史,如慢性肾炎、尿毒症、重症糖尿病、肝胆系统疾病、儿童结缔组织疾病等;有无家族性消化系统疾病史;有无十二指肠-胃反流病史等。

(二)临床表现

1.急性胃炎

多急性起病,表现为上腹饱胀、疼痛、嗳气、恶心及呕吐,呕吐物可带血呈咖啡色,也可发生较多出血,表现为呕血及黑便。呕吐严重者可引起脱水、电解质及酸碱平衡紊乱。失血量多者可出现休克表现。有细菌感染者常伴有发热等全身中毒症状。

2.慢性胃炎

常见症状有腹痛、腹胀、呃逆、反酸、恶心、呕吐、食欲缺乏、腹泻、无力、消瘦等。反复腹痛是小儿就诊的常见原因,年长儿多可指出上腹痛,幼儿及学龄前儿童多指脐周不适。

(三)体格检查

1.急性胃炎

可表现为上腹部或脐周压痛。呕吐严重者可出现脱水、酸中毒体征,如呼吸深快、口渴、口唇黏膜干燥且呈樱红色、皮肤弹性差、尿少等。并发较大量消化道出血时可有贫血或休克表现。

2.慢性胃炎

一般无明显特殊体征,部分患儿可表现为消瘦、面色苍黄、舌苔厚腻、腹胀以及上腹部或脐周轻度压痛等。

(四)并发症

长期慢性呕吐、食欲缺乏可引起消瘦或营养不良,严重呕吐可引起脱水、酸中毒和电解质紊乱,长期慢性小量失血可引起贫血,大量失血可引起休克。

(五)辅助检查

1.胃镜检查

可见黏膜广泛充血、水肿、糜烂、出血,有时可见黏膜表面的黏液斑或反流的胆汁。幽门螺杆菌(Hp)感染性胃炎时,可见到胃黏膜微小结节形成(又称胃窦小结节或淋巴细胞样小结节增生)。同时可取病变部位组织进行 Hp 或病理学检查。

2.X 线上消化道钡餐造影

胃窦部有浅表炎症者有时可呈胃窦部激惹征,黏膜纹理增粗、迂曲、锯齿状,幽门前区呈半收缩状态,可见不规则痉挛收缩。气、钡双重造影效果较好。

3.实验室检查

(1)Hp 检测方法有胃黏膜组织切片染色与培养、尿素酶试验、血清学检测、核素标记尿素呼吸试验。

(2)胃酸测定:多数浅表性胃炎患儿胃酸水平与胃黏膜正常小儿相近,少数慢性浅表性胃炎患儿胃酸降低。

(3)胃蛋白酶原测定:一般萎缩性胃炎中影响其分泌的程度不如盐酸明显。

(4)内因子测定:检测内因子水平有助于萎缩性胃炎和恶性贫血的诊断。

二、诊断中的临床思维

典型的胃炎根据病史、临床表现、体检、X 线钡餐造影、纤维胃镜及病理学检查基本可确诊。但由于引起小儿腹痛的病因很多,急性发作的腹痛必须与外科急腹症、肝、胆、胰、肠等腹内脏器的器质性疾病以及腹型过敏性紫癜等鉴别。慢性反复发作的腹痛应与肠道寄生虫、肠痉挛等鉴别。

(一)急性阑尾炎

该病疼痛开始可在上腹部,常伴有发热,部分患儿呕吐,典型疼痛部位以右下腹为主,呈持续性,有固定压痛点、反跳痛及腹肌紧张、腰大肌试验阳性等体征,白细胞总数及中性粒细胞增高。

(二)过敏性紫癜

腹型过敏性紫癜由于肠壁水肿、出血、坏死等可引起阵发性剧烈腹痛,常位于脐周或下腹部,可伴有呕吐或吐咖啡色物,部分患儿可有黑便或血便。但该病患儿可出现典型的皮肤紫癜、关节肿痛、血尿及蛋白尿等。

(三)肠蛔虫症

常有不固定腹痛、偏食、异食癖、恶心、呕吐等消化道功能紊乱症状,有时出现全身过敏症状。往往有吐虫、排虫史,粪便查找虫卵,驱虫治疗有效等可协助诊断。

(四)肠痉挛

婴儿多见,可出现反复发作的阵发性腹痛,腹部无特异性体征,排气、排便后可缓解。

(五)心理因素所致非特异性腹痛

心理因素所致非特异性腹痛是一种常见的儿童期身心疾病。病因不明,与情绪改变、生活事件、精神紧张、过度焦虑等有关。表现为弥散性、发作性腹痛,持续数十分钟或数小时而自行缓解,可伴有恶心、呕吐等症状。临床及辅助检查往往无阳性发现。

三、治疗

(一)急性胃炎

1.一般治疗

患儿应注意休息,进食清淡流质或半流质饮食,必要时停食1~2餐。药物所致急性胃炎首先停用相关药物,避免服用一切刺激性食物。及时纠正水、电解质紊乱。有上消化道出血者应卧床休息,保持安静,检测生命体征及呕吐与黑便情况。

2.药物治疗

药物治疗一共分 4 类。

(1)H₂ 受体阻滞剂:常用西咪替丁,每天 10~15 mg/kg,分 1~2 次静脉滴注或分 3~4 次每餐前或睡前口服;雷尼替丁,每天 3~5 mg/kg,分 2 次或睡前 1 次口服。

(2)质子泵抑制剂:常用奥美拉唑(洛赛克),每天 0.6~0.8 mg/kg,清晨顿服。

(3)胃黏膜保护药:可选用硫糖铝、十六角蒙脱石粉、麦滋林-S 颗粒剂等。

(4)抗生素:合并细菌感染者应用有效抗生素。

3.对症治疗

主要针对腹痛、呕吐和消化道出血的情况。

(1)腹痛:腹痛严重且除外外科急腹症者可酌情给予抗胆碱能药,如 10%颠茄合剂、甘颠散、溴丙胺太林、山莨菪碱、阿托品等。

(2)呕吐:呕吐严重者可给予爱茂尔、甲氧氯普胺、多潘立酮等药物止吐。注意纠正脱水、酸中毒和电解质紊乱。

(3)消化道出血:可给予卡巴克洛或凝血酶等口服或灌胃局部止血,必要时内镜止血。注意补充血容量,纠正电解质紊乱等。有休克表现者,按失血性休克处理。

(二)慢性胃炎

1.一般治疗

慢性胃炎又称特发性胃炎,缺乏特殊治疗方法,以对症治疗为主。养成良好的饮食习惯及生活规律,少吃生冷及刺激性食物。停用能损伤胃黏膜的药物。

2.病因治疗

对感染性胃炎应使用敏感的抗生素。确诊为 Hp 感染者可给予阿莫西林、庆大霉素等口服治疗。

3.药物治疗

药物治疗一共分 4 类。

(1)对症治疗:有餐后腹痛、腹胀、恶心、呕吐者,用胃肠动力药。如多潘立酮(多潘立酮),每次0.1 mg/kg,3~4次/天,餐前 15~30 分钟服用。腹痛明显者给予抗胆碱能药,以缓解胃肠平滑肌痉挛。可用硫酸阿托品,每次 0.01 mg/kg,皮下注射。或溴丙胺太林,每次 0.5 mg/kg,口服。

(2)黏膜保护药:枸橼酸铋钾,6~8 mg/(kg·d),分 2 次服用。大剂量铋剂对肝、肾和中枢神经系统有损伤,故连续使用本剂一般限制在 4~6 周之内为妥。

硫糖铝(胃溃宁),10~25 mg/(kg·d),分3次餐前2小时服用,疗程4~8周,肾功能不全者慎用。麦滋林-S,每次30~40 mg/kg,口服3次/天,餐前服用。

(3)抗酸药:一般慢性胃炎伴有反酸者可给予中和胃酸药,如氢氧化铝凝胶、复方氢氧化铝片(胃舒平),于餐后1小时服用。

(4)抑酸药:仅用于慢性胃炎伴有溃疡病、严重反酸或出血时,疗程不超过2周。H_2受体阻滞剂,西咪替丁10~15 mg/(kg·d),分2次口服,或睡前1次服用。雷尼替丁4~6 mg/(kg·d),分2次服或睡前1次服用。质子泵抑制剂,如奥美拉唑(洛赛克)0.6~0.8 mg/kg,清晨顿服。

四、治疗中的临床思维

(1)绝大多数急性胃炎患儿经治疗在1周左右症状消失。

(2)急性胃炎治愈后若不注意规律饮食和卫生习惯,或再服用能损伤胃黏膜的药物时仍可急性发作。在有严重感染等应急状态下更易复发,此时可短期给予H_2受体阻滞剂预防应急性胃炎的发生。

(3)慢性胃炎患儿因缺乏特异性治疗,消化系统症状可反复出现,造成患儿贫血、消瘦、营养不良、免疫力低下等。可酌情给予免疫调节药治疗。

(4)小儿慢性胃炎胃酸分泌过多者不多见,因此要慎用抗酸药。主要选用饮食治疗。避免医源性因素,如频繁使用糖皮质激素或非甾体抗炎药等。

第三节　消化性溃疡

消化性溃疡是指胃和十二指肠的慢性溃疡。各年龄均可发病,学龄儿童多见,婴幼儿多为继发性溃疡,胃溃疡和十二指肠溃疡发病率相近;年长儿多为原发性十二指肠溃疡,男孩多于女孩。

一、病因和发病机制

原发性消化性溃疡的病因复杂,与诸多因素有关,确切发病机制至今尚未完全阐明,目前认为溃疡的形成是由于对胃和十二指肠黏膜有损害作用的侵袭因子(酸、胃蛋白酶、胆盐、药物、微生物及其他有害物质)与黏膜自身的防御因素(黏膜屏障、黏液重碳酸盐屏障、黏膜血流量、细胞更新、前列腺素、表皮生长因子等)之间失去平衡的结果。

(一)胃酸和胃蛋白酶

胃酸和胃蛋白酶是胃液的主要成分,也是对胃和十二指肠黏膜有侵袭作用的主要因素。十二指肠溃疡患者基础胃酸、壁细胞数量及壁细胞对刺激物质的敏感性均高于正常人,且胃酸分泌的正常反馈抑制亦发生缺陷,故酸度增高是形成溃疡的重要原因。因胃酸分泌随年龄而增加,因此年长儿消化性溃疡发病率较婴幼儿为高。胃蛋白酶不仅能水解食物蛋白质的肽链,也能裂解胃液中的糖蛋白、脂蛋白及结缔组织、破坏黏膜屏障。消化性溃疡患者胃液中蛋白酶及血清胃蛋白酶原水平均高于正常人。

(二)胃和十二指肠黏膜屏障

胃和十二指肠黏膜在正常情况下,被其上皮所分泌的黏液覆盖,黏液与完整的上皮细胞膜及细胞间连接形成一道防线,称黏液-黏膜屏障,能防止食物的机械摩擦,阻抑和中和腔内 H^+ 反渗至黏膜,上皮细胞分泌黏液和 HCO_3^-,可中和弥散来的 H^+。在各种攻击因子的作用下,这一屏障功能受损,即可影响黏膜血循环及上皮细胞的更新,使黏膜缺血、坏死而形成溃疡。

(三)Hp 感染

小儿十二指肠溃疡幽门螺杆菌检出率为 $52.6\% \sim 62.9\%$,被根除后复发率即下降,说明 Hp 在溃疡病发病机制中起重要作用。

(四)遗传因素

消化性溃疡属常染色体显性遗传病,$20\% \sim 60\%$患儿有家族史,O 型血的人十二指肠溃疡或胃溃疡发病率较其他型的人高,2/3 的十二指肠溃疡患者家族血清胃蛋白酶原升高。

(五)其他

外伤、手术后、精神刺激或创伤;暴饮暴食,过冷、油炸食品;对胃黏膜有刺激性的药物如阿司匹林、非甾体抗炎药、肾上腺皮质激素等。继发性溃疡是由于全身疾病引起的胃、十二指肠黏膜局部损害,见于各种危重疾病所致的应激反应。

二、病理

新生儿和婴儿多为急性溃疡,溃疡为多发性,易穿孔,亦易愈合。年长儿多为慢性,单发。十二指肠溃疡好发于球部,胃溃疡多发生在胃窦、胃体交界的弯侧。溃疡大小不等,胃镜下观察呈圆形或不规则圆形,也有呈椭圆形或线形,底部有灰白苔,周围黏膜充血、水肿。球部因黏膜充血、水肿,或因多次复发后,纤维组织增生和收缩而导致球部变形,有时出现假憩室。胃和十二指肠同时有溃疡存在时称复合溃疡。

三、临床表现

年龄不同,临床表现多样,年龄越小,越不典型。

(一)年长儿

以原发性十二指肠溃疡多见,主要表现为反复发作脐周及上腹部胀痛、烧灼感,饥饿时或夜间多发;严重者可出现呕血、便血、贫血;部分病例可有穿孔,穿孔时疼痛剧烈并放射至背部。也有仅表现为贫血、粪便潜血试验阳性者。

(二)学龄前期

多数为十二指肠溃疡。上腹部疼痛不如年长儿典型,常为不典型的脐周围疼痛,多为间歇性。进食后疼痛加重,呕吐后减轻。消化道出血亦常见。

(三)婴幼儿期

十二指肠溃疡略多于胃溃疡。发病急,首发症状可为消化道出血或穿孔。主要表现为食欲差,进食后呕吐。腹痛较为明显,不很剧烈。多在夜间发作,吐后减轻,腹痛与进食关系不密切。可发生呕血、便血。

(四)新生儿期

应激性溃疡多见,常见原发病有:早产儿窒息缺氧、败血症、低血糖、呼吸窘迫综合征和中枢神经系统疾病等。多数为急性起病,呕血、黑便。生后 24～48 小时亦可发生原发性溃疡,突然出现消化道出血、穿孔或两者兼有。

四、并发症

并发症主要为出血、穿孔和幽门梗阻。常可伴发缺铁性贫血。重症可出现失血性休克。如溃疡穿孔至腹腔或邻近器官,可出现腹膜炎、胰腺炎等。

五、实验室及辅助检查

(一)粪便隐血试验

素食 3 天后检查,阳性者提示溃疡有活动性。

(二)胃液分析

用五肽胃泌素法观察基础酸排量和最大酸分泌量,十二指肠溃疡患儿明显增高。但有的胃溃疡患者胃酸正常或偏低。

(三) Hp 检测方法

可通过胃黏膜组织切片染色与培养,尿素酶试验,核素标记尿素呼吸试验检测 Hp。或通过血清学检测抗 Hp 的 IgG～IgA 抗体,PCR 法检测 Hp 的 DNA。

(四) 胃肠 X 线钡餐造影

发现胃和十二指肠壁龛影可确诊;溃疡对侧切迹、十二指肠球部痉挛、畸形对本病有诊断参考价值。

(五) 纤维胃镜检查

纤维胃镜检查是当前公认诊断溃疡病准确率最高的方法。内镜观察可估计溃疡灶大小、溃疡周围炎症的轻重、溃疡表面有无血管暴露和评估药物治疗的效果,同时又可采取黏膜活检做病理组织学和细菌学检查。

六、诊断和鉴别诊断

诊断主要依靠症状、体征、X 线检查及纤维胃镜检查。由于小儿消化性溃疡的症状和体征不如成人典型,常易误诊和漏诊,对有临床症状的患儿应及时进行胃镜检查,尽早明确诊断。有腹痛者应与肠痉挛、蛔虫症、结石等鉴别;有呕血者与出血症、食管裂孔疝、败血症鉴别;年长儿与食管静脉曲张破裂及全身出血性疾病鉴别。便血者与肠套叠、憩室、息肉、过敏性紫癜鉴别。

七、治疗

治疗原则是消除症状,促进溃疡愈合,防止并发症的发生。

(一) 一般治疗

饮食定时定量,避免过饥、过饱、过冷,避免过度疲劳及精神紧张。注意饮食,禁忌吃刺激性强的食物。

(二) 药物治疗

1.抗酸剂和抑酸剂

目的是减低胃、十二指肠液的酸度,缓解疼痛,促进溃疡愈合。

(1) H_2 受体阻滞剂:可直接抑制组胺、阻滞乙酰胆碱和胃泌素分泌,达到抑酸和加速溃疡愈合的目的。常用西咪替丁,$10～15$ mg/(kg·d),分 4 次于饭前 10 分钟至 30 分钟口服;雷尼替丁,$3～5$ mg/(kg·d),每 12 小时 1 次,或每晚 1 次口服;或将上述剂量分 $2～3$ 次,用 $5\%～10\%$ 葡萄糖液稀释后静脉滴注,肾功能不全者剂量减半。疗程均为 $4～8$ 周。

（2）质子泵抑制剂：作用于胃黏膜壁细胞，降低壁细胞中的 H^+-K^+-ATP 酶活性，阻抑 H^+ 从细胞质内转移到胃腔而抑制胃酸分泌。常用奥美拉唑，剂量为 0.7 mg/(kg·d)，清晨顿服，疗程2～4周。

2.胃黏膜保护剂

（1）硫糖铝：常用剂量为 10～25 mg/(kg·d)，分 4 次口服，疗程 4～8 周。肾功能不全者禁用。

（2）枸橼酸铋钾：剂量 6～8 mg/(kg·d)，分 3 次口服，疗程 4～6 周。本药有导致神经系统不可逆损害和急性肾衰竭等不良反应，长期大剂量应用时应谨慎，最好有血铋监测。

（3）呋喃唑酮：剂量5～10 mg/(kg·d)，分 3 次口服，连用 2 周。

（4）蒙脱石粉：麦滋林-S（marzulene-S）颗粒剂亦具有保护胃黏膜、促进溃疡愈合的作用。

3.抗 Hp 治疗

Hp 与小儿消化性溃疡的发病密切相关，根除 Hp 可显著地降低消化性溃疡的复发率和并发症的发生率。临床上常用的药物有：枸橼酸铋钾 6～8 mg/(kg·d)；阿莫西林（羟氨苄青霉素）50 mg/(kg·d)；克拉霉素 15～30 mg/(kg·d)；甲硝唑 25～30 mg/(kg·d)。

由于 Hp 栖居部位环境的特殊性，不易被根除，目前多主张联合用药（二联或三联）。以铋剂为中心药物的治疗方案为：枸橼酸铋钾 6 周＋阿莫西林 4 周，或＋甲硝唑 2～4 周，或＋呋喃唑酮 2 周。亦有主张使用短程低剂量二联或三联疗法者，即奥美拉唑＋阿莫西林或克拉霉素 2 周，或奥美拉唑＋克拉霉素＋甲硝唑 2 周，根除率可达 95% 以上。

（三）外科治疗

外科治疗的指征为：①急性大出血。②急性穿孔。③器质性幽门梗阻。

第四节　上消化道出血

上消化道出血指屈氏韧带以上的消化道，包括食管、胃、十二指肠、上段空肠及肝、胆、胰腺等病变引起的出血，包括胃空肠吻合术后的空肠病变出血，排除口腔、鼻咽、喉部出血和咯血。上消化道出血是儿科临床常见的急症。其常见原因为消化性溃疡、急慢性胃炎、肝硬化合并食管或胃底静脉曲张破裂、胃痛、应激性溃疡等。消化道出血可发生在任何年龄。临床表现为呕血、便血，大量的消化道出血可导致急性贫血及出血性休克。

一、诊断步骤

(一)病史采集要点

上消化道出血可以是显性出血，也可以是隐性出血。其主要症状是呕血。呕血是指上消化道疾病(屈氏韧带以上的消化器官，包括食管、胃、十二指肠、肝、胆、胰疾病)或全身性疾病所致的急性上消化道出血，血液经口腔呕出。呕血或呕红色血液提示上消化道出血常为急性出血，通常来源于动脉血管或曲张静脉。呕咖啡样血系因出血缓慢或停止，红色的血红蛋白受胃酸作用变成褐色的正铁血红素所致。便血常提示下消化道出血，也可因活动性上消化道出血迅速经肠道排出所致。黑便通常提示上消化道出血，但小肠或右半结肠的出血也可有黑便。通常上消化道出血量达 100～200 mL 时才会出现黑便，在 1 次严重的出血后黑便可持续数天之久，不一定表示持续性出血。隐血试验阴性的黑色粪便可能因摄入铁剂、铋剂或各种食物所致，不应误认为出血所致的黑便。长期隐性出血可发生于消化道的任何部位。

小儿各年龄组消化道出血的常见病因有所不同。新生儿期出血多为出生时咽下母血或新生儿出血症、新生儿败血症、新生儿坏死性小肠结肠炎、新生儿血小板减少性紫癜、胃坏死出血以及严重的酸中毒等。1 个月至 2 岁多为消化性溃疡、反流性食管炎等。2 岁以上多为消化道溃疡、胆管出血。此外，还见于血小板减少性紫癜、过敏性紫癜、血友病以及白血病、胃肠道畸形等，可发生于任何年龄。

有进食或服用制酸剂可缓解的上腹部疼痛史的患者，提示消化性溃疡病。然而许多溃疡病出血的患者并无疼痛史。出血前有呕吐或干呕提示食管的 Mallory-Weiss 撕裂(胃贲门黏膜撕裂综合征)，然而有 50% 的撕裂症患者并无这种病史。出血史(如紫癜、瘀斑、血尿)可能表明是一种出血素质(如血友病)。服药史可揭示曾使用过破坏胃屏障和损害胃黏膜的药物(如阿司匹林、非甾体抗炎药)，服用这些药物的数量和持续时间是重要的。

(二)体格检查

在对患者的生命体征作出评估后，体格检查应包括检查鼻咽部以排除来自鼻部和咽部的出血。寻找外伤的证据,特别是头、胸及腹部。蜘蛛痣、肝脾大和腹水是慢性肝病的表现。动静脉畸形尤其是胃肠黏膜的动静脉畸形可能与遗传性出血性毛细血管扩张症(Rendu-Osler-Weber 综合征)有关,其中消化道多发性血管瘤是反复发作性血管瘤的原因。皮肤指甲床和消化道的毛细血管扩张可能与硬皮病或混合性结缔组织病有关。

(三)门诊资料分析

急性消化道出血时,门诊化验应包括血常规、血型、出凝血时间、大便或呕吐物的隐血试验,肝功能及血肌酐、尿素氮等。

对疑有上消化道出血的患者应作鼻胃吸引和灌洗,血性鼻胃吸引物提示上消化道出血,但约 10% 的患者鼻胃吸引物阴性;咖啡样吸引物表明出血缓慢或停止;持续的鲜红色吸引物提示活动性大量出血。鼻胃吸引还有助于监测出血状况。

(四)进一步检查项目

1.内镜检查

在急性上消化道出血时,胃镜检查安全可靠,是当前首选的诊断方法,其诊断价值比 X 线钡剂检查高,阳性率一般达 80% 以上。对一些 X 线钡剂检查不易发现的贲门黏膜撕裂症、糜烂性胃炎、浅溃疡,内镜可迅速作出诊断。X 线检查所发现的病灶(尤其存在两个病灶时),难以辨别该病灶是否为出血原因。而胃镜直接观察,即能确定,并可根据病灶情况作相应的止血治疗。

做纤维胃镜检查时应注意以下问题。

(1)胃镜检查的最好时机是在出血后 24～48 小时内进行。如若延误时间,一些浅表性黏膜损害部分或全部修复,从而使诊断的阳性率大大下降。

(2)处于失血性休克的患者,应首先补充血容量,待血压有所平稳后做胃镜较为安全。

(3)事先一般不必进行洗胃准备,但若出血过多,估计血块会影响观察时,可用冰水洗胃后进行检查。

2.X 线钡剂造影

尽管内镜检查的诊断价值比 X 线钡剂造影优越,但并不能取而代之。对已确定有上消化道出血而全视式内镜检查阴性或不明确的患者,也可考虑进行上消化道钡餐检查,因为一些肠道的解剖部位不能被一般的内镜窥见,而且由于某些内镜医师经验不足,有时会遗漏病变,这些都可通过 X 线钡剂检查得以补救。

但在活动性出血后不宜过早进行钡剂造影,否则会引起再出血或加重出血。一般主张在出血停止、病情稳定 3 天后谨慎操作。注意残留钡剂可干扰选择性动脉造影及内镜的检查。

3.放射性核素扫描

经内镜及 X 线检查阴性的病例,可做放射性核素扫描。其方法是采用核素(例如 ^{99m}Tc)标记患者的红细胞后,再从静脉注入患者体内。当有活动性出血,而出血速度能达到 0.1 mL/min,核素便可以显示出血部位。注射 1 次 ^{99m}Tc 标记的红细胞,可以监视患者消化道出血达 24 小时。经验证明,若该项检查阴性,则选择性动脉造影检查亦往往阴性。

4.选择性动脉造影

当消化道出血经内镜和 X 线检查未能发现病变时,应做选择性动脉造影。若造影剂外渗,能显示出血部位,则出血速度至少在 0.5～1 mL/min(750～1 500 mL/d)。故最适宜于活动性出血时做检查,阳性率可达 50%～77%。而且,尚可通过导管滴注血管收缩剂或注入人工栓子止血。禁忌证是碘过敏或肾衰竭等。

二、诊断对策

(一)诊断要点

1.首先鉴别是否为消化道出血

临床上常须鉴别呕血与咯血(详见表 4-1)。

表 4-1　呕血与咯血的鉴别

鉴别项目	咯 血	呕 血
病因	TB、支扩、肺炎、肺脓肿、肺癌、心脏病	消化性溃疡、肝硬化、胃癌
出血前症状	喉部痒感、胸闷、咳嗽	上腹不适、恶心、呕吐等
颜色	鲜红	棕黑、暗红、有时鲜红
出血方式	咯出	呕出
血中混合物	痰,泡沫	食物残渣、胃液
反应	碱性	酸性
黑便	除非咽下,否则没有	有,可为柏油便、呕血停止后仍持续数天
出血后痰性状	常有血痰数天	无痰

2.失血量的估计

估计失血量对进一步处理方法的确定极为重要。一般每天出血量在 5 mL

以上,大便色不变,但隐血试验就可以为阳性,50 mL 以上出现黑便。以呕血、便血的数量作为估计失血量的资料,往往不太精确。因为呕血与便血常分别混有胃内容与粪便,另一方面部分血液尚贮留在胃肠道内,仍未排出体外。因此可以根据血容量减少导致周围循环的改变,作出判断。

(1)一般状况:失血量少,血容量轻度减少,可由组织液及脾贮血所补偿,循环血量在 1 小时内即得改善,故可无自觉症状。当出现头晕、心慌、冷汗、乏力、口干等症状时,表示急性失血量较大;如果有晕厥、四肢冰凉、尿少、烦躁不安时,表示出血量大,若出血仍然继续,除晕厥外,尚有气短、无尿。

(2)脉搏:脉搏的改变是失血程度的重要指标。急性消化道出血时血容量锐减、最初的机体代偿功能是心率加快。小血管反射性痉挛,使肝、脾、皮肤血窦内的储血进入循环,增加回心血量,调整体内有效循环量,以保证心、肾、脑等重要器官的供血。一旦由于失血量过大,机体代偿功能不足以维持有效血容量时,就可能进入休克状态。所以,当大量出血时,脉搏快而弱(或脉细弱),脉搏每分钟增至 100 次以上,再继续失血则脉搏细微,甚至扪不清。有些患者出血后,在平卧时脉搏、血压都可接近正常,但让患者呈坐位或半卧位时,脉搏会马上增快,出现头晕、冷汗,表示失血量大。如果经改变体位无上述变化,测中心静脉压又正常,则可以排除有过大出血。

(3)血压:血压的变化同脉搏一样,是估计失血量的可靠指标。当急性失血占总血量的 20% 以上时,收缩压可正常或稍升高,脉压缩小。尽管此时血压尚正常,但已进入休克早期,应密切观察血压的动态改变。急性失血占总血量的 20%～40% 时,收缩压可降至 9.3～10.7 kPa(70～80 mmHg),脉压小。急性失血占总血量的 40% 时,收缩压可降至 6.7～9.3 kPa(50～70 mmHg),更严重的出血,血压可降至零。

(4)血常规:血红蛋白测定、红细胞计数、血细胞比容可以帮助估计失血的程度。但在急性失血的初期,由于血浓缩及血液重新分布等代偿机制,上述数值可以暂时无变化。一般需组织液渗入血管内补充血容量,即 3～4 小时后才会出现血红蛋白下降,平均在出血后 32 小时,血红蛋白可被稀释到最大限度。如果患者出血前无贫血,血红蛋白在短时间内下降至 7 g 以下,表示出血量大。大出血后 2～5 小时,白细胞计数可增高,但通常不超过 $15×10^9$/L。然而在肝硬化、脾功能亢进时,白细胞计数可以不增加。

(5)尿素氮:上消化道大出血后数小时,血尿素氮增高,1～2 天达高峰,3～4 天内降至正常。如再次出血,尿素氮可再次增高。尿素氮增高是由于大量血液进入小肠,含氮产物被吸收。而血容量减少导致肾血流量及肾小球滤过率下降,则不仅尿素氮增高,肌酐亦可同时增高。如果肌酐在133 μmol/L(1.5 mg/dL)以下,而尿素氮>14.28 mmol/L(40 mg/dL),则提示上消化道出血量大。

3.失血恢复的评价

绝大多数消化道出血患者可自动停止(如约80%无门脉高压的上消化道出血患者可自行停止)。大量出血常表现为脉率每分钟>110次,收缩压<13.3 kPa(100 mmHg),直立位血压下降≥2.1 kPa(16 mmHg),少尿、四肢湿冷和由于脑血流灌注减少所致的精神状态的改变(精神错乱、定向力障碍、嗜睡、意识丧失、昏迷)。红细胞比容是失血的有价值指标,但若出血在几小时前发生,则不一定准确,因为通过血液稀释完全恢复血容量需要数小时。若有进一步出血的危险、血管并发症、合并其他病态或严重疾病者,通常需要输血使红细胞比容维持在30左右。在血容量适量恢复后,还需严密观察继续出血的征象(如脉搏加快、血压下降、呕新鲜血液、再次出现稀便或柏油样便等)。

(二)临床类型

消化道出血病因大致可归纳为四类。

1.出血性疾病

新生儿自然出血、过敏性出血(特别是过敏性紫癜)、血友病、白血病等。

2.感染性疾病

新生儿败血症、出血性肠炎、肠伤寒出血、胆管感染出血等。

3.胃肠道局部病变出血

常见病因有食管静脉曲张(门静脉压增高症)、婴幼儿溃疡病出血、异位或迷生胰、胃肠道血管瘤等。

(三)鉴别诊断要点

1.有严重消化道出血的患者

胃肠道内的血液尚未排出体外,仅表现为休克,此时应注意排除心源性休克(急性心肌梗死)、感染性或过敏性休克,以及非消化道的内出血(宫外孕或主动脉瘤破裂)。若发现肠鸣音活跃、肛检有血便,则提示为消化道出血。

2.出血的病因诊断

对消化道大出血的患者,应首先治疗休克,然后努力查找出血的部位和病因,以决定进一步的治疗方针和判断预后。上消化道出血的原因很多,大多数是上消化道本身病变所致,少数是全身疾病的局部表现。常见的病因包括溃疡病、肝硬化所致的食管、胃底静脉曲张破裂和急性胃黏膜损害。其他少见的病因有食管裂孔疝、食管炎、贲门黏膜撕裂症、十二指肠球炎、胃平滑肌瘤、胃黏膜脱垂、胆管出血等。

(1)消化性溃疡病:出血是溃疡病的常见并发症。溃疡病出血约占上消化道出血病例的50%,其中尤以十二指肠球部溃疡居多。致命性出血多属十二指肠球部后壁或胃小弯穿透溃疡腐蚀黏膜下小动脉或静脉所致。部分病例可有典型的周期性、节律性上腹疼痛,出血前数天疼痛加剧,出血后疼痛减轻或缓解。这些症状,对溃疡病的诊断很有帮助。但有30%溃疡病合并出血的病例并无上述临床症状。溃疡病除上腹压痛外,无其他特异体征,尽管如此,该体征仍有助于鉴别诊断。

(2)食管、胃底静脉曲张破裂:绝大部分病例是由于肝硬化、门脉高压所致。临床上往往出血量大,呕出鲜血伴血块,病情凶险,病死率高。如若体检发现有黄疸、肝掌、蜘蛛痣、脾大、腹壁静脉怒张、腹水等体征,诊断肝硬化不难。但确定出血原因并非容易。一方面大出血后,原先肿大的脾脏可以缩小,甚至扪不到,造成诊断困难;另一方面肝硬化并发出血并不完全是由于食管、胃底静脉曲张破裂,有1/3病例合并溃疡病或糜烂性胃炎出血。肝硬化合并溃疡病的发生率颇高。肝硬化合并急性糜烂性胃炎,可能与慢性门静脉淤血造成缺氧有关。因此,当临床不能肯定出血病因时,应尽快作胃镜检查,以便及时作出判断。

(3)急性胃黏膜损害:急性胃黏膜损害包括急性应激性溃疡病和急性糜烂性胃炎两种疾病。而两者主要区别在于病理学,前者病变可穿透黏膜层,以致胃壁穿孔;后者病变表浅,不穿透黏膜肌层。以前的上消化道出血病例中,诊断急性胃黏膜损害仅有5%。自从开展纤维胃镜检查,使急性胃黏膜损害的发现占上消化道出血病例的15%~30%。①急性糜烂性胃炎:应激反应、酗酒或服用某些药物(如阿司匹林、吲哚美辛、利舍平、肾上腺皮质激素等)可引起糜烂性胃炎。病灶表浅,呈多发点、片状糜烂和渗血。②急性应激性溃疡:这是指在应激状态下,胃和十二指肠以及偶尔在食管下端发生的急性溃疡。应激因素常见有烧伤、外伤或大手术、休克、败血症、中枢神经系统疾病以及心、肺、肝、肾衰竭等严重疾病。

严重烧伤所致的应激性溃疡称柯林(Curling)溃疡,颅脑外伤、脑肿瘤及颅内神经外科手术所引起的溃疡称库欣(Cushing)溃疡,应激性溃疡的发生机制是复杂的。严重而持久的应激会引起交感神经强烈兴奋,血中儿茶酚胺水平增高,导致胃、十二指肠黏膜缺血。在许多严重应激反应的疾病中,尤其是中枢神经系统损伤时,可观察到胃酸和胃蛋白酶分泌增高(可能是通过丘脑下部-垂体-肾上腺皮质系统兴奋或因颅内压增高直接刺激迷走神经核所致)从而使胃黏膜自身消化。至于应激反应时出现的胃黏膜屏障受损和胃酸的 H^+ 回渗,亦在应激性溃疡的发病中起一定作用。归结起来是由于应激反应造成神经-内分泌失调,造成胃、十二指肠黏膜局部微循环障碍,胃酸、胃蛋白酶、黏液分泌紊乱,结果形成黏膜糜烂和溃疡。溃疡面常较浅,多发,边缘不规则,基底干净。临床主要表现是难以控制的出血,多数发生在疾病的第2～15天。因患者已有严重的原发疾病,故预后多不良。

(4)食管-贲门黏膜撕裂症:本症是引起上消化道出血的重要病因,约占8%。有食管裂孔疝的患者更易并发本症。多数发生在剧烈干呕或呕吐后,造成贲门或食管下端黏膜下层的纵行性裂伤,有时可深达肌层。常为单发,亦可多发,裂伤长度一般 0.3～2 cm。出血量有时较大甚至发生休克。

(5)食管裂孔疝:多属食管裂孔滑动疝,食管胃连接处经横膈上的食管裂孔进入胸腔。由于食管下段、贲门部抗反流的保护机制丧失,易并发食管黏膜水肿、充血、糜烂甚至形成溃疡。食管炎以及疝囊的胃出现炎症可出血。以慢性渗血多见,有时大量出血。

(6)胆管出血:肝化脓性感染、肝外伤、胆管结石及出血性胆囊炎等可引起胆管出血。临床表现特点是出血前有右上腹绞痛,若同时出现发热、黄疸,则常可明确为胆管出血。出血后血凝块可阻塞胆管,使出血暂停。待胆汁自溶作用,逐渐增加胆管内压,遂把血凝块排出胆管,结果再度出血。因此,胆管出血有间歇发作倾向。此时有可能触及因积血而肿大的胆囊,积血排出后,疼痛缓解,肿大的胆囊包块亦随之消失。

三、治疗对策

(一)治疗原则

呕血、黑便或便血在被否定前应被视为急症。在进行诊断性检查之前或同时,应采用输血和其他治疗方法以稳定病情。所有患者需要有完整的病史和体格检查、血液学检查包括凝血功能检查(血小板计数、凝血酶原时间及部分凝血酶原时间),肝功能试验(胆红素、碱性磷酸酶、清蛋白、谷丙转氨酶、谷草转氨酶)以及血红蛋白和红细胞比容的反复监测。

1.一般治疗

加强护理,密切观察,安静休息,大出血者禁食。

2.补充有效循环血量

(1)补充晶体液及胶体液。

(2)中度以上出血,根据病情需要适量输血。

3.根据出血原因和性质选用止血药物

(1)炎症性疾病引起的出血:可用 H_2 受体阻滞剂、质子泵抑制剂。

(2)亦可用冰水加去甲肾上腺素洗胃。

(3)食管静脉曲张破裂出血:用三腔管压迫止血;同时以垂体后叶素静脉注射,再静脉滴注维持直至止血。

(4)凝血酶原时间延长者:可以静脉注射维生素 K_1,每天 1 次,连续使用 3～6 天;卡巴克洛(安络血)肌内注射或经胃管注入胃腔内,每 2～4 小时用 1 次。以适量的生理盐水溶解凝血酶,使配成每毫升含50～500单位的溶液,口服或经胃镜局部喷洒,每 1～6 小时用 1 次。

4.内镜下止血

(1)食管静脉曲张硬化剂注射。

(2)喷洒止血剂。

(3)高频电凝止血。

(4)激光止血。

(5)微波组织凝固止血。

(6)热凝止血。

5.外科治疗

经保守治疗,活动性出血未能控制,宜及早考虑手术治疗。

(二)治疗计划

上消化道大出血的治疗原则是在积极抢救休克的同时进一步查明出血原因,随时按可能存在的病因做必要的检查和化验。一般是尽可能以非手术方法控制出血,纠正休克,争取条件确定病因诊断及出血部位,为必要的手术做好准备。在活动性消化道出血,特别是有咽反射功能不全和反应迟钝或意识丧失的患者中,由吸入血液所致的呼吸道并发症常可成为该病发病率和病死率的主要原因。为了防止意识改变这种并发症,应考虑做气管内插管以保证呼吸道畅通。

除按照一般原则抢救休克外,大出血的抢救尚须从下列四方面考虑。

1.镇静疗法

巴比妥类为最常用的镇静剂。吗啡类药物对出血效果较好,但须注意对小儿抑制呼吸中枢的危险性。应用冬眠合剂(降温或不降温方法),对严重出血患儿有保护性作用。但应特别注意对休克或休克前期患儿的特殊抑制作用,一般镇静剂均可使休克患儿中枢衰竭而致死亡,因此应先输液、输血、纠正血容量后,再给镇静剂。使用冬眠快速降温常可停止出血,延长生命,有利于抢救。

2.输液、输血疗法

等量快速输液、输血为抢救大出血的根本措施。一般靠估计失血量,以半小时内30~50 mL/kg速度加压输入。输完第一步血后测量血压如不升,可再重复半量为第二步,以后可再重复半量(20~30 mL/kg),直至血压稳定为止。一般早期无休克之出血,可以输浓缩红细胞,有利于预防继续出血;晚期有休克时,应先输碱性等渗液及低分子右旋糖酐后再输浓缩红细胞,以免增加血管内凝血的机会。血红蛋白低于60 g/L则需输浓缩红细胞。一般输血输液后即可纠正休克,稳定血压;若仍不能升压,则应考虑在出血不止时进行必要的止血手术。大量出血时,一般较难衡量继续出血的速度、肠腔内存血情况及休克引起心脏变化等。血容量是否已恢复,是否仍需输血输液,可借助于中心静脉压的测定。静脉压低,就可大量快速加压输血(液)每次20~30 mL/kg,以后再测静脉压,如仍低则再输血或输液,直至动脉压上升,中心静脉压正常为止。如果动脉压上升而中心静脉压仍低,则需再输一份,以防血压再降,休克复发。如静脉压过高,则立刻停止静脉输血,此时如估计血容量仍未补足,动脉压不升,则应改行动脉输血或输液,一份血(液)量仍为 20~30 mL/kg。同时根据周围循环情况使用多巴胺、山莨菪碱等血管舒张药,根据心脏功能迅速使用速效强心剂,如毛花苷 C 或毒毛旋花子甙等,使心脏迅速洋地黄化。这样可以比较合理地控制输血量、心脏与动静脉活动情况。

3.止血药的应用

一般是从促进凝血方面用药。大出血,特别是曾使用大量代血浆或枸橼酸血者,同时给予 6-氨基己酸为宜(小儿 1 次剂量为 1~2 g,静脉滴注时浓度为 6-氨基己酸 2 g 溶于 50 mL 葡萄糖或生理盐水中);也可用对羧基苄胺,其止血作用与前药相同,但作用较强,每次 100 mg 可与生理盐水或葡萄糖液混合滴入。新生儿出血宜使用维生素 K_1 肌内注射。出血患儿准备进行可能导致一些损伤的检查或手术以前,注射酚磺乙胺(止血敏)可减少出血。疑有其他凝血病或出血病者,按情况使用相应药物如凝血酶原。疑为门脉压高而出血者,可注射垂体后叶素,以葡萄糖水稀释滴入。疑为幽门溃疡出血者,可静脉注射阿托品 0.05 mg/kg,或山莨菪碱等类似药物。局部用药如凝血酶及凝血物质,中药云南白药等均可口服或随洗胃注入胃内;引起呕吐者,则应避免口服。

4.止血术

对有局限出血病灶者,首先考虑内镜检查同时止血,一般食管、胃、十二指肠及胆管出血均可鉴别,并能进行必要的处理。如无内镜条件,或患儿不能耐受内镜,最可靠的止血术是外科手术止血。但外科手术需要一定的条件,最起码的条件是出血部位的大致确定,从而决定手术途径及切口的选择。至少要区别食管出血或胃肠出血,以决定进行开胸或开腹探查。使用气囊导尿管或三腔气囊管,成人用管也可用于小儿,但需根据食管的长度,适当减短食管气囊上方的长度,以防压迫气管。在止血的同时还可对出血部位进行鉴别。经鼻(婴儿可经口)插入胃中,吹起气囊,拉紧后将管粘在鼻翼上或加牵引,使压住贲门,而把胃与食管分隔成两室。然后以另一鼻孔将另一导尿管插入食管,用盐水冲洗(注意小量冲洗,以免水呛入气管)。如果食管内无出血,则可很快洗清。如果冲洗时仍有不同程度的出血,则可判断为食管(静脉曲张)出血。查完食管后,还可再经过该管的胃管冲洗,如能很快冲洗成清水,则可说明胃内无出血。如始终有鲜血洗出,则不能排除胃、十二指肠段出血,则需开腹探查胃、十二指肠(切开探查)、胆管、胰腺。屈氏韧带下用肠钳闭合空肠后冲洗。如果洗胃证明出血不在胃、十二指肠,则可直接探查小肠。小肠出血一般透过肠壁可以看到,但大量出血时,常不易看出原出血灶,则需采取分段夹住肠管后穿刺冲洗肠腔的办法。

一般消化道大出血,绝大多数可经非手术治疗而止血,当呕血、便血停止,排出正常黄色大便,或留置胃管的吸出物已无血时,应立即检查大便及胃液有无潜血。出血停止后,一般情况恢复,条件许可时,应再做如下检查:①若怀疑为上消化道出血,如食管静脉曲张、胃及十二指肠溃疡,可行上消化道钡餐 X 线检查。②纤维内镜检查胃、十二指肠镜可诊断与治疗胃、十二指肠病变及逆行胆管造影诊断肝胆病变。不少大出血患儿 1 次出血后,查不出任何原因,并且也不再发生出血。即使有过一两次大出血发作,而无明确的局部出血灶病变者,均不宜采取手术探查。但宜努力检查,争取明确诊断。只有出血不止,威胁生命,或屡次出血,严重影响健康(贫血不能控制)时,才考虑诊断性探查手术。

(三)治疗方案的选择

1.迅速补充血容量

大出血后,患者血容量不足,可处于休克状态,此时应首先补充血容量。在着手准备输血时,立即静脉输液。强调不要一开始就单独输血而不输液,因为患者急性失血后血液浓缩,血较黏稠,此时输血并不能更有效地改善微循环的缺血、缺氧状态。因此主张先输液,或者紧急时输液、输血同时进行。当收缩压在

6.7 kPa(50 mmHg)以下时,输液、输血速度要适当加快,甚至需加压输血,以尽快把收缩压升高至10.7~12.0 kPa(80~90 mmHg)水平,血压能稳住则减慢输液速度。输入库存血较多时,每600 mL血应静脉补充葡萄糖酸钙10 mL。对肝硬化或急性胃黏膜损害的患者,尽可能采用新鲜血。对于有心、肺、肾疾病者,要防止因输液、输血量过多、过快引起的急性肺水肿。因此,必须密切观察患者的一般状况及生命体征变化,尤其要注意颈静脉的充盈情况,最好通过测定中心静脉压来监测输入量。血容量已补足的指征有下列几点:四肢末端由湿冷、青紫转为温暖、红润;脉搏由快、弱转为正常、有力;收缩压接近正常,脉压>4.0 kPa(30 mmHg);肛温与皮温差从>3 ℃转为< 1 ℃;尿量>30 mL/h;中心静脉压恢复正常(5~13 cmH$_2$O)。

2.止血

应针对不同的病因,采取相应的止血措施。

(1)非食管静脉曲张出血的治疗。①组胺 H$_2$ 受体阻滞剂和抗酸剂:胃酸在上消化道出血发病中起重要作用,因此抑制胃酸分泌及中和胃酸可达到止血的效果。消化性溃疡、急性胃黏膜损害、食管裂孔疝、食管炎等引起的出血,用该法止血效果较好。组胺 H$_2$ 受体阻滞剂有西咪替丁(甲氰咪胍,cimetidine)及雷尼替丁(Ranitidine)等,已在临床广泛应用。甲氰咪胍口服后小肠吸收快,1~2 小时血浓度达高峰,抑酸分泌6 小时。一般用口服,禁食者用静脉制剂。雷尼替丁抑酸作用比甲氰咪胍强 6 倍。抑酸作用最强的药是质子泵抑制剂奥美拉唑(洛赛克)(Losec)。②灌注去甲肾上腺素:去甲肾上腺素可以刺激 α-肾上腺素能受体,使血管收缩而止血。胃出血时可用去甲肾上腺素 8 mg,加入冷生理盐水 100~200 mL,经胃管灌注或口服,每0.5~1 小时灌注1 次,必要时可重复 3~4 次。应激性溃疡或出血性胃炎避免使用。③内镜下止血法:内镜下直接对出血灶喷洒止血药物;高频电凝止血:电凝止血必须确定出血的血管方能进行,决不能盲目操作。因此,要求病灶周围干净。如若胃出血,电凝止血前先用冰水洗胃。对出血凶猛的食管静脉曲张出血,电凝并不适宜。操作方法是用凝固电流在出血灶周围电凝,使黏膜下层或肌层的血管凝缩,最后电凝出血血管。单极电凝比双极电凝效果好,首次止血率为88%,第二次应用止血率为94%。激光止血:近年可供作止血的激光有氩激光(argon laser)及石榴石激光(Nd.YAG)两种。止血原理是由于光凝作用,使照射局部组织蛋白质凝固,小血管内血栓形成。止血成功率在 80%~90%,对治疗食管静脉曲张出血的疗效意见尚有争议。激光治疗出血的并发症不多,有报道个别发生穿孔、气腹以及照射后形成溃疡,导致迟发性大出血等。局部注射血管收缩药或硬化剂经内镜用稀浓度即1/10 000肾上腺素做出血灶周围黏膜下注射,使局部血管收缩,周围组织肿胀压迫血管,起暂时止血作用。继之局部注射硬化剂如1%十四烃基硫酸钠,使血管闭塞。有人用乙醇作局部注射止血。该法可用于不能耐受手术的患者。放置缝合夹子内镜直视下放置缝合夹子,把出血的血管缝夹止血,伤口愈合后金属夹子会自行脱落,随粪便排出体外。该法安全、简便、有效,可用于消化性溃疡或应激性溃疡出血,特别对小动脉出血效果更满意。动脉内灌注血管收缩药或人工栓子经选择性血管造影导管,向动脉内灌注垂体加压素,0.1~0.2 U/min连续20分钟,仍出血不止时,浓度加大至0.4 U/min。止血后8~24小时减量。注入人工栓子一般用吸收性明胶海绵,使出血的血管被堵塞而止血。

(2)食管静脉曲张出血的治疗。①气囊填塞:一般用三腔二囊管或四腔二囊管填塞胃底及食管中、下段止血。其中四腔二囊管专有一管腔用于吸取食管囊以上的分泌物,以减少吸入性肺炎的发生。食管囊和胃囊注气后的压力要求在4.7~5.3 kPa(35~40 mmHg),使之足以克服门脉压。初压可维持12~24小时,以后每4~6小时放气1次,视出血活动程度,每次放气5~30分钟,然后再注气,以防止黏膜受压过久发生缺血性坏死。另外要注意每1~2小时用水冲洗胃腔管,以免血凝块堵塞孔洞,影响胃腔管的使用。止血24小时后,放气观察1~2天才拔管。拔管前先喝些花生油,以便减少气囊与食管壁的摩擦。气囊填塞对中、小量食管静脉曲张出血效果较佳,对大出血可作为临时应急措施。止血有效率在40%~90%。②垂体加压素:该药使内脏小血管收缩,从而降低门静脉压力以达到止血的目的。对中、小量出血有效,大出血时需配合气囊填塞。近年采用周围静脉持续性低流量滴注法,剂量0.2~0.3 U/min,止血后减为0.1~0.2 U/min维持8~12小时后停药,当有腹痛出现时可减慢速度。③内镜硬化治疗:近年不少报道用硬化治疗食管静脉曲张出血,止血率在86%~95%。有主张在急性出血时做,但多数意见主张先用其他止血措施,待止血12小时或1~5天后进行。硬化剂有1%十四烃基硫酸钠、5%鱼肝油酸钠及5%油酸乙醇胺等多种。每周注射1次,4~6周为1个疗程。并发症主要有食管穿孔、狭窄、出血、发热、胸骨后疼痛等。一般适于对手术不能耐受的患者。胃底静脉曲张出血治疗较难,有使用血管黏合剂止血成功。④抑制胃酸及其他止血药虽然控制胃酸不能直接对食管静脉曲张出血起止血作用,但严重肝病时常合并应激性溃疡或糜烂性胃炎,故肝硬化发生上消化道出血时可给予控制胃酸的药物。雷尼替丁对肝功能无明显影响,较甲氰咪胍为好。

3.手术治疗

在消化道大出血时做急症手术往往并发症及病死率比择期手术高,所以尽可能先采取内科止血治疗。只有当内科止血治疗无效,而出血部位明确时,才考虑手术治疗止血。手术疗法在上消化道出血的治疗中仍占重要的地位,尤其是胃十二指肠溃疡引起的出血,如经上述非手术疗法不能控制止血,患者的病情稳定,手术治疗的效果是令人满意的。凡对出血部位及其病因已基本弄清的上消化道出血病例,经非手术治疗未能奏效者,可改用手术治疗。手术的目的是首先控制出血,然后根据病情许可对病变部位做彻底的手术治疗。如经各种检查仍未能明确诊断而出血仍不停止者,可考虑剖腹探查,找出病因,针对处理。

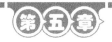

呼吸系统疾病

第一节　急性支气管炎

急性支气管炎为儿科常见病,常继发于上呼吸道感染之后,也为肺炎的早期表现。气管常同时受累,故诊断应为急性气管、支气管炎,是某些急性传染病如麻疹、百日咳、白喉等的常见并发症。

一、病因

病原体多为病毒、细菌,临床多见为细菌和病毒混合感染。凡能引起上呼吸道感染的病原体均可引起支气管炎。

二、临床表现

起病可急可缓。发病早期常有上呼吸道症状,最常见的症状是发热、咳嗽。体温多波动在 38.5 ℃左右,可持续 3~5 天。咳嗽初为干咳,以后随分泌物增多而出现咳痰,初期为白色黏痰,随着病情进展渐转成脓痰。婴幼儿晨起时或兴奋时咳嗽加剧,偶有百日咳样阵咳。全身症状表现为精神不振,食欲低下,呼吸急促、呕吐、腹泻等,年长儿全身症状较轻,但可诉有头痛、乏力、咽部不适、胸痛等。体征可有咽部充血,肺部听诊早期为呼吸音粗糙,随病情进展可闻及散在干啰音及粗湿啰音,但啰音的部位多不固定,随着咳嗽及体位改变啰音可减少或消失。

婴幼儿时期有一种特殊类型的支气管炎,称为哮喘性支气管炎,是指婴幼儿时期有哮喘表现的支气管炎。多发生在 2 岁以下,体质虚胖以及有湿疹或过敏史的小儿。患儿除有急性支气管炎临床表现外,往往伴有哮喘症状及体征,如呼气性呼吸困难、三凹征阳性、口唇发绀、双肺可闻哮鸣音及少量湿性啰音,以哮鸣音为主,肺部叩诊呈鼓音。本病有反复发作倾向,每次发作症状、体征类同,但一

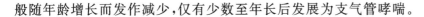

般随年龄增长而发作减少,仅有少数至年长后发展为支气管哮喘。

三、辅助检查

胸片显示正常,或者肺纹理增强,肺门阴影增深。病毒感染者外周血液内白细胞总数正常或偏低,细菌感染或混合感染者外周血白细胞总数及中性粒细胞均可增高。

四、诊断与鉴别诊断

根据临床症状与体征,和发热、咳嗽及肺部不固定的粗干、湿啰音等,不难得出诊断。婴幼儿急性支气管炎病情较重时与肺炎早期不易鉴别,应按肺炎处理。哮喘性支气管炎应与支气管哮喘鉴别,后者多见于年长儿,起病急骤,反复发作,用皮质激素等气雾剂可迅速缓解或用肾上腺素皮下注射有效。

五、治疗

(一)一般治疗

同上呼吸道感染,需经常改变体位,使呼吸道分泌物易于排出。

(二)控制感染

对考虑为细菌感染或混合感染者可使用抗生素,首选青霉素类抗生素,如青霉素、氨苄西林、阿莫西林(羟氨苄青霉素)。病原菌明确为百日咳杆菌或肺炎支原体、衣原体者选用大环内酯类,如红霉素、罗红霉素、阿奇霉素等。

(三)对症治疗

对频繁干咳者可给镇咳药,而呼吸道分泌物多者一般尽量不用镇咳剂或镇静剂,以免抑制咳嗽反射,影响黏痰咳出。常用止咳祛痰药有复方甘草合剂、急支糖浆、川贝枇杷露。对痰液黏稠者可行超产雾化吸入[含 α-糜蛋白酶、庆大霉素、利巴韦林(病毒唑)、肾上腺皮质激素等],亦可用 10% 氯化铵,每次 0.1~0.2 mL/kg口服。对哮喘性支气管炎,可口服氨茶碱,每次 2~4 mg/kg,每6 小时 1 次,伴有烦躁不安者可与异丙嗪合用,每次 1 mg/kg,每 6 小时 1 次;哮喘严重者可口服泼尼松或用氢化可的松(或地塞米松)加入 10% 葡萄糖溶液中静脉滴注,疗程 1~3 天。

六、预防

与上呼吸道感染的预防相同。对反复发作者可用气管炎疫苗,在发作间歇期开始注射,每周 1 次,每次 0.1 mL。若无不良反应,以后每次递增 0.1 mL,至每次 0.5 mL 为最大量,10 次为 1 个疗程。效果显著者可再用几个疗程。

第二节　支气管扩张症

支气管扩张症是以感染及支气管阻塞为根本病因的慢性支气管病患,分为先天性与后天性两种。前者因支气管发育不良,后者常继发于麻疹、百日咳、毛细支气管炎、腺病毒肺炎、支气管哮喘、局部异物堵塞或肿块压迫。本病属于中医"肺络张"范畴,系痰热壅肺、瘀阻肺络所致。

一、诊断要点

(一)临床表现

慢性咳嗽,痰多,多见于清晨起床后或变换体位时,痰量或多或少,含稠厚脓液,臭位不重,痰液呈脓性,静置后可分层,反复咯血,时有发热。患儿发育差,发绀,消瘦,贫血。病久可有杵状指(趾)、胸廓畸形,最终可致肺源性心脏病。

(二)实验室检查

1.血常规

血红蛋白降低,急性感染时白细胞总数及中性粒细胞增高。可见核左移。

2.痰培养

可获致病菌,多为混合感染。

3.X线胸部平片

早期见肺纹理增多,粗而紊乱。典型后期变化为两中下肺野蜂窝状阴影,常伴肺不张、心脏及纵隔移位。继发感染时可见支气管周围炎症改变,必要时可行肺部CT检查。

4.支气管造影

支气管造影示支气管呈柱状、梭状、囊状扩张,是确诊及决定是否手术与手术范围的重要手段,宜在感染控制后进行。

二、鉴别诊断

本病与慢性肺结核、慢性支气管炎、肺脓肿、先天性肺囊肿、肺隔离症、肺吸虫病等的鉴别主要在于X线表现不同。此外,痰液检查、结核菌素试验、肺吸虫抗原皮试等亦可帮助诊断。

三、治疗

(一)一般治疗

多晒太阳,呼吸新鲜空气,注意休息,加强营养。

(二)排除支气管分泌物

(1)顺位排痰法:每天进行 2 次,每次 20 分钟。

(2)痰稠者可服氯化铵,30～60 mg/(kg·d),分 3 次口服。

(3)雾化吸入:在雾化液中加入异丙肾上腺素有利痰液排出。

(三)控制感染

急性发作期选用有效抗生素,针对肺炎链球菌及流感嗜血杆菌有效的抗生素,如阿莫西林、磺胺二甲嘧啶、新的大环内酯类药物、第二代头孢菌素是合理的选择。疗程不定,至少 7～10 天。

(四)人免疫球蛋白

对于低丙种球蛋白血症的患儿,人免疫球蛋白替代治疗能够防止支气管扩张病变的进展。

(五)咯血的处理

一般可予止血药,如酚磺乙胺、卡巴克络等。大量咯血可用垂体后叶素 0.3 U/kg,溶于 10% 葡萄糖注射液内缓慢静脉滴注。

(六)手术治疗

切除病肺为根本疗法。手术指征为,病肺不超过一叶或一侧、反复咯血或反复感染用药物不易控制、体位引流不合作、小儿内科治疗 9 个月以上无效、患儿一般情况日趋恶化者。

第三节 支气管哮喘

支气管哮喘是一种以嗜酸性粒细胞、肥大细胞、T 细胞等多种炎性细胞参与的气道慢性炎症性疾病,患者气道具有对各种激发因子刺激的高反应性。临床以反复发作性喘息、呼吸困难、胸闷或咳嗽为特点。常在夜间和(或)清晨发作或加剧,多数患者可自行缓解或治疗后缓解。

一、病因

(一)遗传因素

遗传过敏体质(特应质,atopy)对本病的形成关系很大,多数患儿有婴儿湿疹、过敏性鼻炎和(或)食物(药物)过敏史。本病多数属于多基因遗传病,遗传度70%~80%,家族成员中气道的高反应性普遍存在,双亲均有遗传基因者哮喘患病率明显增高。国内报道约20%的哮喘患儿家族中有哮喘患者。

(二)环境因素

1.感染

最常见的是呼吸道感染。其中主要是病毒感染,如 RSV、腺病毒、副流感病毒等,此外支原体、衣原体以及细菌感染都可引起。

2.吸入变应原

如灰尘、花粉、尘螨、烟雾、真菌、宠物、蟑螂等。

3.食入变应原

主要是摄入异类蛋白质如牛奶、鸡蛋、鱼、虾等。

4.气候变化

气温突然下降或气压降低,刺激呼吸道,可激发哮喘。

5.运动

运动性哮喘多见于学龄儿童,运动后突然发病,持续时间较短。病因尚未完全明了。

6.情绪因素

情绪过于激动,如大笑、大哭引起深吸气,过度吸入冷而干燥的空气可激发哮喘。另外情绪紧张时也可通过神经因素激发哮喘。

7.药物

如阿司匹林可诱发儿童哮喘。

二、发病机制

20 世纪 70 年代和 80 年代初的"痉挛学说",认为支气管平滑肌痉挛导致气道狭窄是引起哮喘的唯一原因,因而治疗的宗旨是解除支气管痉挛。20 世纪80 年代和 90 年代初的"炎症学说",认为哮喘发作的重要机制是炎性细胞浸润,炎性介质引起黏膜水肿,腺体分泌亢进,气道阻塞。因此,在治疗时除强调解除支气管平滑肌痉挛外,还要针对气道的变应性炎症,应用抗炎药物。这是对发病机制认识的一个重大进展。变应原进入机体可引发两种类型的哮喘反应。

(一)速发型哮喘反应(immediate asthmatic reaction,IAR)

进入机体的抗原与肥大细胞膜上的特异性 IgE 抗体结合,而后激活肥大细胞内的一系列酶促反应,释放多种介质,引起支气管平滑肌痉挛而发病。患儿接触抗原后 10 分钟内产生反应,10~30分钟达高峰,1~3 小时变应原被机体清除,自行缓解,往往表现为突发突止。

(二)迟发型哮喘反应(late asthmatic reaction,LAR)

变应原进入机体后引起变应性炎症,嗜酸性粒细胞、中性粒细胞、巨噬细胞等浸润,炎性介质释放,一方面使支气管黏膜上皮细胞受损、脱落,神经末梢暴露;另一方面使肺部的微血管通透性增加、黏液分泌增加,阻塞气道,使呼吸道狭窄,导致哮喘发作。患儿在接触抗原后一般 3 小时发病,数小时达高峰。24 小时后变应原才能被清除。

此外,无论轻度或急性发作的患者,其气道反应性均高,都可有炎症存在,而且这种炎症在急性发作期和无症状的缓解期均存在。

三、临床表现

起病可急可缓。婴幼儿常有 1~2 天的上呼吸道感染表现,年长儿起病较急。发作时患儿主要表现为严重的呼气性呼吸困难,严重时端坐呼吸,患儿焦躁不安,大汗淋漓,可出现发绀。肺部检查可有肺气肿的体征:两肺满布哮鸣音(有时不用听诊器即可听到),呼吸音减低。部分患儿可闻及不同程度的湿啰音,且多在发作好转时出现。

根据年龄及临床特点分为婴幼儿哮喘、儿童哮喘和咳嗽变异性哮喘。

哮喘持续发作超过 24 小时,经合理使用拟交感神经药物和茶碱类药物,呼吸困难不能缓解者,称之为哮喘持续状态。但需要指出,小儿的哮喘持续状态不应过分强调时间的限制,而应以临床症状持续严重为主要依据。

四、辅助检查

(一)血常规

白细胞大多正常,若合并细菌感染可增高,嗜酸性粒细胞增高。

(二)血气分析

一般患者为轻度低氧血症,严重患者伴有二氧化碳潴留。

(三)肺功能检查

呼气峰流速(peak expiratory,PEF)减低,指肺在最大充满状态下,用力呼气时所产生的最大流速;1 秒钟最大呼气量降低。

(四)变应原测定

可作为发作诱因的参考。

(五)X 线检查

在发作期间可见肺气肿及肺纹理增重。

五、诊断

支气管哮喘可通过详细询问病史作出诊断。不同类型的哮喘诊断条件如下。

(一)婴幼儿哮喘

(1)年龄<3 岁,喘憋发作不低于 3 次。

(2)发作时双肺闻及以呼气相为主的哮鸣音,呼气相延长。

(3)具有特异性体质,如湿疹、过敏性鼻炎等。

(4)父母有哮喘病等过敏史。

(5)除外其他疾病引起的哮喘。

符合第(1)、(2)、(5)条即可诊断哮喘;如喘息发作 2 次,并具有第(2)、(5)条诊断可疑哮喘或喘息性支气管炎;若同时有第(3)和(或)第(4)条者,给予哮喘诊断性治疗。

(二)儿童哮喘

(1)年龄<3 岁,喘息反复发作。

(2)发作时双肺闻及以呼气相为主的哮鸣音,呼气相延长。

(3)支气管舒张剂有明显疗效。

(4)除外其他可致喘息、胸闷和咳嗽的疾病。

疑似病例可选用 1‰肾上腺素皮下注射,0.01 mL/kg,最大量不超过每次 0.3 mL,或用沙丁胺醇(舒喘灵)雾化吸入,15 分钟后观察,若肺部哮鸣音明显减少,或 FEV 上升不低于 15%,即为支气管舒张试验阳性,可诊断支气管哮喘。

(三)咳嗽变异性哮喘

各年龄均可发病。①咳嗽持续或反复发作超过 1 个月,特点为夜间(或清晨)发作性的咳嗽,痰少,运动后加重,临床无感染征象,或经较长时间的抗生素治疗无效;②支气管扩张剂可使咳嗽发作缓解(基本诊断条件);③有个人或家族过敏史,变应原皮试可阳性(辅助诊断条件);④气道呈高反应性,支气管舒张试验阳性(辅助诊断条件);⑤除外其他原因引起的慢性咳嗽。

六、鉴别诊断

(一)毛细支气管炎

此病多见于 1 岁以内的婴儿,病原体为 RSV 或副流感病毒,也有呼吸困难和喘鸣,但其呼吸困难发生较慢,对支气管扩张剂反应差。

(二)支气管淋巴结核

可引起顽固性咳嗽和哮喘样发作,但阵发性发作的特点不明显,结核菌素试验阳性,X 线检查有助于诊断。

(三)支气管异物

患儿会出现哮喘样呼吸困难,但患儿有异物吸入或呛咳史,肺部 X 线检查有助于诊断,纤维支气管镜检查可确诊。

七、治疗

(一)治疗原则

坚持长期、持续、规范、个体化的治疗原则。

1.发作期

快速缓解症状、抗炎、平喘。

2.持续期

长期控制症状、抗炎、降低气道高反应性、避免触发因素、自我保健。

(二)发作期治疗

1.一般治疗

注意休息,去除可能的诱因及致敏物。保持室内环境清洁,适宜的空气湿度和温度,良好的通风换气和日照。

2.平喘治疗

(1)肾上腺素能 β_2 受体激动剂:松弛气道平滑肌,扩张支气管,稳定肥大细胞膜,增加气道的黏液纤毛清除力,改善呼吸肌的收缩力。①沙丁胺醇(舒喘灵,喘乐宁)气雾剂每揿 100 μg。每次1～2揿,每天 3～4 次。0.5%水溶液每次

0.01～0.03 mL/kg,最大量 1 mL,用2～3 mL生理盐水稀释后雾化吸入,重症患儿每 4～6 小时 1 次。片剂每次 0.1～0.15 mg/kg,每天 2～3 次。或<5 岁每次 0.5～1 mg,5～14 岁每次2 mg,每天 3 次。②博利康尼(特布他林)每片 2.5 mg,1～2 岁每次1/4～1/3 片,3～5 岁每次 1/3～2/3 片,6～14 岁每次 2/3～1 片,每天 3 次。③其他 β_2 受体激动剂,如丙卡特罗(美喘清)等。

(2)茶碱类:氨茶碱口服每次 3～5 mg/kg,每 6～8 小时 1 次,严重者可静脉给药,应用时间长者,应监测血药浓度。

(3)抗胆碱类药:可抑制支气管平滑肌的 M 样受体,引起支气管扩张,也能抑制迷走神经反射所致的支气管平滑肌收缩。以 β_2 受体阻滞剂更为有效。可用溴化羟异丙托品(爱喘乐),对心血管系统作用弱,用药后峰值出现在 30～60 分钟,其作用部位以大中气道为主,而 β_2 受体激动剂主要作用于小气道,故两种药物有协同作用。气雾剂每撇20 μg,每次 1～2 撇,每天 3～4 次。

3.肾上腺皮质激素的应用

肾上腺皮质激素可以抑制特应性炎症反应,减低毛细血管通透性,减少渗出及黏膜水肿,降低气道的高反应性,故在哮喘治疗中的地位受到高度重视。除在严重发作或持续状态时可予短期静脉应用地塞米松或氢化可的松外,多主张吸入治疗。常用的吸入制剂有:①丙酸培氯松气雾剂(BDP)每撇 200 μg。②丙酸氟替卡松气雾剂(FP)每撇 125 μg。以上药物根据病情每天1～3次,每次 1～2撇。现认为每天200～400 μg 是很安全的剂量,重度年长儿可达到600～800 μg,病情一旦控制,可逐渐减少剂量,疗程要长。

4.抗过敏治疗

(1)色甘酸钠(sodium cromogl;cate,SOG):能稳定肥大细胞膜,抑制释放炎性介质,阻止迟发性变态反应,抑制气道高反应性。气雾剂每撇 2 mg,每次2撇,每天 3～4 次。

(2)酮替芬:为碱性抗过敏药,抑制炎性介质释放和拮抗介质,改善 β 受体功能。对儿童哮喘疗效较成人好,对已发作的哮喘无即刻止喘作用。每片 1 mg。小儿每次 0.25～0.5 mg,1～5 岁 0.5 mg,5～7 岁0.5～1 mg,7 岁以上1 mg,每天 2 次。

5.哮喘持续状态的治疗

哮喘持续状态是支气管哮喘的危症,需要积极抢救治疗,否则会因呼吸衰竭导致死亡。

(1)一般治疗:保证液体入量。因机体脱水时呼吸道分泌物黏稠,阻塞呼吸道使病情加重。一般补1/5～1/4张液即可,补液的量根据病情决定,一般24小时液体需要量为 1 000～1 200 mL/m²。如有代谢性酸中毒,应及时纠正,注意保持电解质平衡。如患儿烦躁不安,可适当应用镇静剂,但应避免使用抑制呼吸的镇静剂(如吗啡、哌替啶)。如合并细菌感染,应用抗生素。

(2)吸氧:保证组织细胞不发生严重缺氧。

(3)迅速解除支气管平滑肌痉挛:静脉应用氨茶碱、甲泼尼龙,超声雾化吸入布地奈德及特布他林。若经上述治疗仍无效,可用异丙肾上腺素静脉滴注,剂量为 0.5 mg 加入 10% 葡萄糖100 mL中(5 μg/mL),开始以每分钟 0.1 μg/kg 缓慢静脉滴注,在心电图及血气监测下,每 15～20 分钟增加0.1 μg/kg,直到氧分压及通气功能改善,或达 6 μg/(kg·min),症状减轻后,逐渐减量维持用药 24 小时。如用药过程中心率达到或超过 200 次/分或有心律失常应停药。

(4)机械通气:严重患者应用呼吸机辅助呼吸。

(三)缓解期治疗及预防

(1)增强抵抗力,预防呼吸道感染,可减少哮喘发病的机会。

(2)避免接触变应原。

(3)根据不同情况选用适当的免疫疗法,如转移因子、胸腺素、脱敏疗法、气管炎菌苗、灭活卡介苗。

(4)可用丙酸培氯松吸入,每天不超过 400 μg,长期吸入,疗程达 1 年以上;酮替芬用量同前所述,疗程 3 个月;色甘酸钠长期吸入。

总之,哮喘是一种慢性疾病,仅在发作期治疗是不够的,需进行长期的管理,提高对疾病的认识,配合防治、控制哮喘发作、维持长期稳定,提高患者生活质量,这是一个非常复杂的系统工程。

第四节 阻塞性肺气肿

肺气肿是指终末细支气管远端(呼吸细支气管、肺泡管、肺泡囊和肺泡)的气道弹性减退,过度膨胀、充气和肺容积增大或同时伴有气道壁破坏的病理状态。按其发病原因肺气肿有如下几种类型:老年性肺气肿、代偿性肺气肿、间质性肺气肿、灶性肺气肿、旁间隔性肺气肿、阻塞性肺气肿。

一、病因

肺气肿病因极为复杂,简述如下。

(一)吸烟

纸烟含有多种有害成分,如焦油、尼古丁和一氧化碳等。吸烟者黏液腺者藻糖及神经氨酸含量增多,可抑制支气管黏膜纤毛活动,反射性引起支气管痉挛,减弱肺泡巨噬细胞的作用。

(二)大气污染

气候和经济条件相似情况下,大气污染严重地区肺气肿发病率比污染较轻地区为高。

(三)感染

呼吸道病毒和细菌感染与肺气肿的发生有一定关系。反复感染可引起支气管黏膜充血水肿、腺体增生肥大、分泌功能亢进、管壁增厚狭窄、气道阻塞等。

(四)蛋白酶-抗蛋白酶平衡失调

体内的一些蛋白水解酶对肺组织有消化作用,而抗蛋白酶对于弹力蛋白酶等多种蛋白酶有抑制作用。

二、症状

慢性支气管炎并发肺气肿时,在原有咳嗽、咳痰等症状的基础上出现了逐渐加重的呼吸困难。最初仅在劳动、上楼或登山、爬坡时有气急;随着病变的发展,在平地活动时,甚至在静息时也感气急。当慢性支气管炎急性发作时,支气管分泌物增多,进一步加重通气功能障碍,胸闷、气急加剧,严重时可出现呼吸功能衰竭的症状,如发绀、头痛、嗜睡、神志恍惚等。

三、检查

(一)X 线检查

胸廓扩张,肋间隙增宽,肋骨平行,活动减弱,膈降低且变平,两肺野的透亮度增加。

(二)心电图检查

一般无异常,有时可呈低电压。

(三)呼吸功能检查

对诊断阻塞性肺气肿有重要意义。

(四)血液气体分析

明显出现缺氧、二氧化碳潴留时,动脉血氧分压(PaO_2)降低,二氧化碳分压($PaCO_2$)升高,并可出现失代偿性呼吸性酸中毒,pH降低。

(五)血液和痰液检查

一般无异常,继发感染时似慢性支气管炎急性发作表现。

四、治疗

(1)适当应用舒张支气管药物,如氨茶碱、β_2受体兴奋剂。若有过敏因素存在,可适当选用皮质激素。

(2)根据病原菌或经验应用有效抗生素,如青霉素、庆大霉素、环丙沙星、头孢菌素等。

(3)呼吸功能锻炼做腹式呼吸,缩唇深慢呼气,以加强呼吸肌的活动。增加膈的活动能力。

(4)家庭氧疗,每天12～15小时的给氧能延长寿命,若能达到每天24小时的持续氧疗,效果更好。

(5)物理治疗,视病情制订方案,如气功、太极拳、呼吸操、实时行走或登梯练习。

(6)预防。首先是戒烟。其次是注意保暖,避免受凉,预防感冒。最后是改善环境卫生,做好个人劳动保护,消除及避免烟雾、粉尘和刺激性气体对呼吸道的影响。

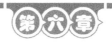

泌尿系统疾病

第一节　肾小管性酸中毒

肾小管性酸中毒(RTA)是由于近端肾小管再吸收 HCO_3^- 和(或)远端肾小管泌 H^+ 功能障碍所致酸碱平衡失调的一组临床综合征。其主要表现为：①慢性高氯性酸中毒。②电解质紊乱。③肾性骨病。④尿路症状等。原发性者为先天缺陷，多有家族史，早期无肾小球功能障碍。继发性者可见于许多肾脏和全身疾病。

RTA 一般分为 4 个临床类型：①远端肾小管酸中毒(RTA-Ⅰ)。②近端肾小管酸中毒(RTA-Ⅱ)。③混合型肾小管酸中毒(RTA-Ⅲ)。④高钾型肾小管酸中毒(RTA-Ⅳ)。

一、远端肾小管酸中毒(Ⅰ型)

远端肾小管酸中毒(DRTA)是由于远端肾小管排泄 H^+ 障碍，尿 NH_4^+ 及可滴定酸排出减少所致酸碱平衡失调，引起一系列临床表现。

(一)病因

1.原发性

见于先天性肾小管功能缺陷，多为常染色体显性遗传，也有隐性遗传和特发病例。

2.继发性

见于很多疾病，如肾盂肾炎、特发性高 γ-球蛋白血症、干燥综合征、原发性胆汁性肝硬化、系统性红斑狼疮、纤维素性肺泡炎、甲状旁腺功能亢进、甲状腺功能亢进、维生素 D 中毒、特发性高钙尿症、肝豆状核变性、药物性或中毒性肾病、肾髓质囊性病、珠蛋白生成障碍性贫血、碳酸酐酶缺乏症等。

(二)发病机制

正常情况下远曲小管 HCO_3^- 重吸收很少,排泌的 H^+ 主要与管腔液中 Na_2HPO_3 交换 Na^+,形成 NaH_2PO_4,与 NH_3 结合形成 NH_4^+。$H_2PO_4^-$ 与 NH_4^+ 不能弥散至细胞内,因此产生较陡峭的小管腔液-管周间 H^+ 梯度。dRTA 时各种原因导致了远端肾小管排泌 H^+ 和维持小管腔液,管周间 H^+ 梯度功能障碍,使尿液酸化功能障碍,尿 pH>6,净酸排泄减少,故使 H^+ 储积,而体内 HCO_3^- 储备下降,血液中 Cl^- 代偿性增高,发生高氯性酸中毒。由于泌 H^+ 障碍,Na^+-H^+ 交换减少。必然导致 Na^+-K^+ 交换增加,大量 K^+、Na^+ 被排出体外,造成低钾血症、低钠血症,患者由于长期处于酸中毒状态,致使骨质脱钙、骨骼软化而变形,骨质游离出的钙可导致肾钙化或尿路结石。

(三)临床表现

1.原发性病例

可在出生后即有临床表现。

(1)慢性代谢性酸中毒:患儿表现为厌食、恶心、呕吐、腹泻、便秘、生长发育迟缓,尿 pH>6。

(2)电解质紊乱:主要为高氯血症和低钾血症,患者出现全身肌无力和周期性瘫痪。

(3)骨病:常表现为软骨病或佝偻病,出牙延迟或牙齿早脱,维生素 D 治疗效果差。患者常有骨痛和骨折,小儿可有骨畸形和侏儒等。

(4)尿路症状:由于肾结石和肾钙化,患儿可有血尿、尿痛等表现,易导致继发感染与梗阻性肾病。肾脏浓缩功能受损时,患者还常有多饮、多尿、烦渴等症状。

2.继发性病例

在基础疾病的基础上出现的上述与原发性病例相似的临床表现。

(四)实验室检查

1.血液生化检查

血液生化检查包括:①血浆 pH、HCO_3^- 或 CO_2-CP 降低。②血 Cl^- 升高;血 K^+、Na^+、Ca^{2+}、P^{3+} 均可有降低;阴离子间隙正常。③AKP 升高。

2.尿液检查

尿液检查包括:①尿比重低。②pH>6。③尿 K^+、Na^+、Ca^{2+} 和 P^{3+} 增多。④尿铵显著减少。

3.HCO_3^- 排泄分数

(FE HCO_3^-)检测值<5%。

4.氯化铵负荷试验

尿 pH 始终>5.5。

5.肾功能检查

早期肾小球功能正常而肾小管功能降低;待肾钙化后,肾小球滤过率降低,血 Cr 和 BUN 升高。

(五)影像学检查

1.X 线检查

骨骼显示密度普遍降低和佝偻病表现,可见陈旧性骨折;腹部平片可见肾发育不良及泌尿系结石影,晚期见肾钙化。

2.超声波检查

约 1/4 病例可见肾发育不良,半数可见双侧肾脏钙盐沉积,表现为双肾集合系统回声增强、肾结构模糊;也可见尿路结石及其引起的肾盂积水。

(六)治疗

1.纠正酸中毒

给予 2.5~7 mmol/(kg·d)的碱性药物。常用口服碳酸氢钠或用复方枸橼酸溶液(Shohl 液,含枸橼酸 140 g,枸橼酸钠 98 g,加水 1 000 ml),每毫升 Shohl 液相当于 1 mmol 的碳酸氢钠盐。开始剂量 2~4 mmol/(kg·d),最大可用至 5~14 mmol/(kg·d),直至酸中毒纠正。

2.纠正电解质紊乱

低钾血症可服 10% 枸橼酸钾 0.5~1 mmol/(kg·d),每天 3 次。不宜用氯化钾,以免加重高氯血症。

3.肾性骨病的治疗

可用维生素 D、钙剂。维生素 D 剂量 5 000~10 000 IU/d,或 1,25(OH)$_2$D$_3$。但应注意:①从小剂量开始,缓慢增量。②监测血药、血钙、尿钙浓度,及时调整剂量,防止高钙血症的发生。

4.利尿剂

氢氯噻嗪 1~3 mg/(kg·d),分 3 次口服。

5.补充营养

保证热量,控制感染及原发疾病的治疗。

二、近端肾小管酸中毒（Ⅱ型）

近端肾小管酸中毒（PRTA）是由于近端肾小管重吸收 HCO_3^- 功能障碍所致。

(一)病因

1.原发性

多为常染色体显性遗传，亦可与隐性遗传和 X-连锁遗传有关，多见于男性，部分为散发性病例。

2.继发性

可继发于重金属盐中毒、过期四环素中毒、甲状旁腺功能亢进、高球蛋白血症、半乳糖血症、胱氨酸尿症、肝豆状核变性、干燥综合征、肾髓质囊性病变、多发性骨髓瘤等。

(二)临床表现

临床症状与Ⅰ型肾小管酸中毒相似，但较轻。其特点为：①生长发育落后，但大多数无严重的骨骼畸形，肾结石、肾钙化少见。②明显的低钾表现。③高氯性代谢性酸中毒。④常有多尿、脱水、烦渴症状。⑤少数病例只有尿的表现，而无代谢性酸中毒。

(三)实验室检查

1.血液生化检查

血液生化检查结果包括：①血 HCO_3^- 和 K^+ 显著降低，CO_2-CP 低下。②血氯显著增高，但阴离子间隙可以正常。

2.尿液检查

尿液检查结果包括：①尿比重和渗透压降低。②血 HCO_3^- <16 mmol/L 时，尿 pH 可降至 5.5 以下。

3.HCO_3^- 排泄分数

FE HCO_3^- >15%。

4.氯化铵负荷试验

尿 pH 能降至 5.5 以下，即氯化铵试验阴性。

(四)治疗

1.纠正酸中毒

补碱 10～15 mmol/(kg·d)。

2.纠正低血钾

纠正低血钾。

3.低钠饮食加氢氯噻嗪

1～3 mg/(kg·d)口服。

第二节　药物性肾损害

药物性肾损害是指在应用药物对疾病进行诊断、预防、治疗过程中,出现由药物引起的肾脏结构或功能损害,并具有相应临床表现的一类疾病。肾脏是药物代谢和排泄的重要器官,药物引起的肾损害日趋增多,主要表现为肾毒性反应及变态反应。

一、病因

(一)肾脏易发生药源性损害的原因

肾脏对药物毒性反应特别敏感,其原因主要有以下几种。

1.肾脏血流丰富

肾脏血流量占心排血量的20%～25%。按单位面积计算,是各器官血流量最大的一个,因而大量的药物可进入肾脏,肾脏受药物毒性作用影响也大。

2.肾内毛细血管的表面积大

易发生抗原-抗体复合物的沉积。

3.排泄物浓度

作用于肾小管表面的排泄物浓度高,这是由于血流浓缩系统的作用所致,此外近端小管对多种药物有分泌和重吸收作用,也增加了药物与肾小管上皮细胞的作用机会。

4.肾小管的代谢率高

在其分泌和重吸收过程中,药物常集中于肾小管表面或细胞内,易发生药物中毒。

5.对药物敏感

肾脏耗氧量大,对缺血、缺氧敏感,因此对影响血流的药物敏感。

6.易感性

肾脏疾病增加了对药物损害的易感性,低清蛋白血症增加了游离型药物的浓度,肾功能不全又使药物的半衰期延长,肾脏疾病易感特殊人群,如肾脏储备功能较低的婴幼儿、老龄人。

(二)小儿肾储备力不足

小儿肾小球、肾小管到一定年龄才发育成熟,特别在新生儿期,本身肾储备力不足,更易受多种因素影响。

(三)易致肾损害的常见药物

1.抗生素及磺胺类

氨基糖苷类如庆大霉素、链霉素、卡那霉素、新霉素等,各种半合成青霉素均可诱发肾脏损害。头孢菌素类以第一代头孢菌素最明显。

2.非甾体抗炎药(NSAIDs)

非甾体抗炎药(NSAIDs)包括阿司匹林、布洛芬、保泰松、萘普生、吲哚美辛、吡罗昔康。

3.X 线造影剂

X 线造影剂主要为含碘造影剂。

4.抗肿瘤药物

抗肿瘤药物包括顺铂、甲氨蝶呤、环磷酰胺、亚硝基脲类等。

5.利尿剂

利尿剂包括渗透性利尿剂、呋塞米及低分子右旋糖酐等。

6.生物制品

生物制品包括 α-干扰素、疫苗、血清、免疫球蛋白等。

7.抗惊厥药

抗惊厥药包括苯妥英钠、卡马西平等。

8.止痛剂

止痛剂包括吗啡、哌替啶等。

9.免疫抑制剂

免疫抑制剂包括环孢素、他克莫司等。

10.抗甲状腺功能亢进药物

抗甲状腺功能亢进药物包括丙硫氧嘧啶、甲巯咪唑等。

11.重金属

重金属包括汞、铅、钾、金、砷等。

12.中草药及中药制剂

含马兜铃酸类中药如关木通、广防己、青木香、马钱子、雷公藤、龙胆泻肝丸等。

二、诊断

(一)临床表现分型

1.急性肾衰竭综合征

药物肾毒性所致急性肾衰竭综合征多为非少尿型者,但血肌酐、尿素氮快速升高,肌酐清除率下降,尿比重及尿渗透压下降,可伴代谢性酸中毒及电解质紊乱。重症、病情复杂者,常不可恢复而渐演变成慢性肾功能不全,需依靠透析治疗以维持生命。

2.急性过敏性间质性肾炎综合征

由于药物过敏所致用药后出现各种临床表现。①全身变态反应,包括药物热、药疹、全身淋巴结大及关节酸痛,血嗜酸性粒细胞升高,血 IgE 升高。②肾脏变态反应,表现为无菌性白细胞尿。③肾小管功能损害,重症可致急性肾衰竭。④及时停药,应用泼尼松等免疫抑制剂或脱敏药物,可使肾功能恢复,尿检正常。

3.急性肾炎综合征或肾病综合征

由于药物引起免疫反应导致肾小球肾炎,临床表现呈蛋白尿、血尿、血压升高及水肿,少数病例高度水肿呈肾病综合征表现。

4.急性梗阻性肾病

由于药物引起尿路梗阻,致使突然发生无尿及血尿素氮迅速升高,一旦梗阻解除,尿量增多,血尿素氮可降至正常。

(二)实验室检查

1.尿酶增高和肾小管性蛋白尿

这是诊断药物性肾损害早期敏感指标,无法确定时考虑肾活检肾病理学检查。

2.病理学检查

肾小球病变轻,肾小管、间质病变重,易致慢性间质纤维化,注意血管病变。

三、鉴别诊断

(一)非药物急性肾小管坏死

药物性肾损害以急性肾小管坏死最为常见,需与其他原因导致的急性肾小

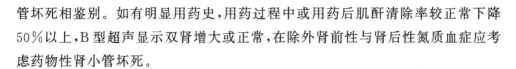

管坏死相鉴别。如有明显用药史,用药过程中或用药后肌酐清除率较正常下降50%以上,B型超声显示双肾增大或正常,在除外肾前性与肾后性氮质血症应考虑药物性肾小管坏死。

(二)急性肾衰竭

药物所致急性肾衰竭应与由急性肾小球肾炎、急进性肾炎、原发性肾病综合征及狼疮性肾炎及小血管炎相关性肾炎所致的急性肾衰竭相鉴别。其鉴别要点是,上述非药物性急性肾衰竭均有肾小球滤过率下降的共同表现,但各自还有原发病的特征性表现,病理变化也具有相应特点。肾脏损害多发生于使用药物之前。

(三)急性间质性肾炎

药物性急性间质性肾炎有可疑的过敏药物应用史,有全身过敏表现,尿检可见无菌性白细胞尿(其中嗜酸性粒细胞占 1/3)和(或)蛋白尿,肾功能检查肾小球滤过功能在短期内出现进行性下降,伴近端和(或)远端肾小管功能的部分损伤。血中 IgE 升高有助于诊断,肾活检有助于确诊。

(四)急性肾小球肾炎

药物性肾损害有时可表现为急性肾炎综合征,出现蛋白尿、血尿、血压升高及水肿,与急性肾小球肾炎临床表现相似,有时难以鉴别。但急性肾炎常出现于感染后,而药物性肾损害多有明确的用药史。

(五)良性小动脉性肾硬化

一些药物如止痛剂的肾损害进展相对缓慢,临床表现有轻度蛋白尿、尿浓缩功能减退和血压升高,与高血压引起的良性小动脉性肾硬化易于混淆。但良性小动脉性肾硬化先有高血压病史,起病缓慢,高血压病史 5～10 年后才出现肾损害。

四、治疗

(一)停用引起肾损害的药物

一旦疑诊药物性肾损害,应立即减量甚至停药,患儿肾功能常可迅速恢复,尿改变逐渐消失。

(二)饮水利尿

磺胺、抗肿瘤药物形成结晶损害肾脏时可以采用大量饮水、应用呋塞米(每次 2 mg/kg)来清除阻塞肾小管的结晶。但表现为肾衰竭的患儿则不宜大量饮水,以免增加容量负荷。

(三)肾上腺皮质激素

对于青霉素类抗生素、抗癌药和 NSAIDs 引起的急性过敏性间质肾炎可以使用糖皮质激素,如泼尼松 $1\sim2$ mg/(kg·d),疗程 $1\sim2$ 周,可明显改善肾功能。对于表现为肾病综合征或肾炎综合征的药物性肾损害也可酌情使用肾上腺皮质激素。

(四)免疫抑制剂

用于由 NSAIDs 所引起的间质性肾炎,且肾上腺皮质激素治疗效果不满意时使用。对马兜铃酸肾病,可阻止肾损害进展,ACEI 及血管紧张素受体抑制剂具有抗炎及抗纤维化作用,对于丙硫氧嘧啶、甲巯咪唑引起血管炎,病理表现为新月体肾炎患儿,甲泼尼龙冲击联合霉酚酸酯,有较好疗效。

(五)透析疗法

急性肾衰竭时采用血液净化或腹膜透析治疗,透析还有助于药物的清除。

五、预后

药物性肾损害预后良好。如能及时诊断及正确治疗,多数药物性肾损害患者肾功能可恢复正常,患者可完全康复。但个别重症肾衰竭、病情复杂或原有肾功能不全者常难以恢复,表现为进行性肾功能不全,最终发展为终末期肾衰竭。此外,本病的预后与导致本病的药物有关。

第三节 溶血尿毒综合征

一、概述

溶血尿毒综合征是临床表现为微血管溶血性贫血,血小板减少及急性肾衰竭(ARF)为主要特征的临床综合征,是小儿急性肾衰竭常见的病因之一,1/3 以上的 HUS 患儿可有神经系统受累的表现。本病几乎发生于世界各地,南美及南非,平均年龄小于 18 个月,无明显性别差异。本病发病急,病情重,病死率 $0\sim5\%$,大多有肾功能损害,部分患者可发展为慢性肾衰竭。

二、病因

(一)感染

目前比较明确的是产生螺旋细胞毒素的大肠埃希菌 O157、痢疾志贺杆菌 I 型、肺炎链球菌、伤寒沙门杆菌、空肠弯曲菌、耶辛那菌、假结核分封菌属、假单胞菌属、类杆菌的感染及一些病毒感染如柯萨奇病毒、埃可病毒、流感病毒、EB 病毒及立克次体的感染。

(二)继发于某些免疫缺陷病

如无丙种球蛋白血症及先天性胸腺发育不全等。

(三)家族性

本病为常染色体隐性或显性遗传,发生于同一家族或同胞兄弟中,国内曾有同胞兄弟三人发病的报道。

(四)药物

如环孢素、丝裂霉素及避孕药等。

(五)其他

如合并于妊娠、器官移植、肾小球疾病及肿瘤患者。

三、发病机制

近年来的研究表明,本病发病主要是由于各种原因所造成的内皮细胞损伤,其中尤以大肠埃希菌及痢疾志贺杆菌 I 型所产生的螺旋细胞毒素引起的内皮细胞损害为典型,其他如病毒及细菌产生的神经氨酸酶、循环抗体以及药物等也可引起内皮损伤,同时也与白细胞介导的炎症反应、血小板及凝血系统瀑布反应活化等多种因素有关。

四、病理改变

主要病变在肾脏,光镜下可见肾小球毛细血管壁增厚、管腔狭窄、血栓形成。免疫荧光镜检查可见肾小球毛细血管内及血管壁有纤维蛋白原、凝血 Ⅷ 因子及血小板膜抗原沉积。也可见 IgM 及 C_3 沉积。

五、临床表现

多数前驱症状为消化道表现,表现为腹痛、腹泻、呕吐,少数前驱症状为呼吸道感染症状,表现为发热、咳嗽、流涕等。

前驱期后经过数小时即可急性起病,数小时内即有严重表现包括溶血性贫血、急性肾衰竭及出血倾向等。最常见的主诉是黑便、呕血、无尿、少尿或血尿,查体可见贫血、皮肤黄染、出血点或出血瘀斑。

六、实验室检查

(一)血液系统改变

血红蛋白可降至 $30\sim50$ g/L,网织红细胞明显增高,血清胆红素增高。外周血中可见红细胞形态异常,表现为大小不等、嗜多染、三角形、芒刺状及红细胞碎片等。多数病例病初即有血小板减少。

(二)凝血因子检查

早期可有凝血酶原时间延长、纤维蛋白原降低、纤维蛋白降解产物增高及凝血 II、VIII、IX 及 X 因子减少,但数天后即可恢复正常。

(三)尿常规

可有不同程度的血尿,严重溶血者可有血红蛋白尿。此外,尚有程度不等的蛋白尿、白细胞及管型。肾功能检查可见不同程度的代谢性酸中毒、高钾血症及氮质血症。

七、诊断及鉴别诊断

根据先驱症状及突然出现的溶血性贫血、血小板减少及急性肾衰竭三大特征不难做出诊断,但应与其他原因引起的急性肾衰竭、肾小球肾炎、血小板减少及溶血性贫血等鉴别。

八、治疗

本病无特殊治疗。主要是早期诊断,早期治疗水及电解质紊乱,及早控制高血压,尽早进行腹膜透析及血液透析。

(一)急性肾衰竭的治疗

与一般急性肾衰竭治疗相似。应强调严格控制入量,积极治疗高血压,适当给静脉高营养。

(二)透析的适应证

24 小时无尿;BUN 迅速升高;严重水负荷过重如充血性心力衰竭及容量性高血压而对呋塞米无反应者;电解质及酸碱平衡紊乱对非透析疗法无反应者,如血钾超过 6 mmol/L。

（三）输血治疗

血红蛋白在 50 g/L 以下时，可输洗涤红细胞，2.5～5 mL/(kg·次)，在 2～4 小时内缓慢输入。血小板减少引起明显出血时可输血小板。

（四）抗凝治疗

1.肝素治疗

因本病基本病理变化是局部血管内凝血，但本病有出血倾向，因而应慎用。

2.抗血小板凝聚药

阿司匹林是前列腺环氧化酶抑制剂，可同时抑制前列环素（PGI_2）及血栓素 A_2（TXA_2）的生成，为防止对 PGI_2 的抑制，用量应小，1～3 mg/(kg·d)。双嘧达莫量宜大 5～10 mg/(kg·d)。

（五）并发症的治疗

急性期可出现充血性心力衰竭、高血压脑病、高钾血症、代谢性酸中毒等。慢性期可出现慢性肾功能不全、智力低下、肢体瘫痪、精神行为异常以及癫痫发作等，需给予治疗。

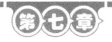

第七章 免疫系统疾病

第一节 川 崎 病

川崎病（Kawasaki disease，KD）于 1967 年由日本川崎富作首先报告，曾称为皮肤黏膜淋巴结综合征（mucocutaneous lymphnode syndrome，MCLS），15％～20％未经治疗的患儿发生冠状动脉损害。自 1970 年以来，世界各国均有发生，以亚裔人群发病率为高。本病呈散发或小流行，四季均可发病，发病年龄以婴幼儿多见。我国流行病学调查表明，2000～2004 年，北京 5 岁以下儿童发病率为 49.4/10 万；发病年龄5 岁以下者占 87.4％，男女发病比例为 1.83∶1。

一、病因和发病机制

(一)病因

病因不明，流行病学资料提示立克次体、丙酸杆菌、葡萄球菌、链球菌、反转录病毒、支原体感染为其病因，但均未能证实。

(二)发病机制

本病的发病机制尚不清楚。推测感染原的特殊成分，如超抗原（热休克蛋白65，HSP65 等）可不经过单核/巨噬细胞，直接通过与 T 细胞抗原受体（TCR）Vβ片段结合，激活 CD30[+] T 细胞和 CD40 配体表达。在 T 细胞的诱导下，B 淋巴细胞多克隆活化和凋亡减少，产生大量免疫球蛋白（IgG、IgM、IgA、IgE）和细胞因子（IL-1、IL-2、IL-6、TNF-α）。抗中性粒细胞胞浆抗体（ANCA）、抗内皮细胞抗体和细胞因子损伤血管内皮细胞，使其表达细胞间黏附分子-1（ICAM-1）和内皮细胞性白细胞黏附分子-1（ELAM-1）等黏附分子，同时血管内皮生长因子参与，导致血管壁进一步损伤。

二、病理

本病病理变化为全身性血管炎,好发于冠状动脉。病理过程可分为 4 期,各期变化如下。

Ⅰ期:1～9 天,小动脉周围炎症,冠状动脉主要分支血管壁上的小营养动脉和静脉受到侵犯。心包、心肌间质及心内膜炎症浸润,包括中性粒细胞、嗜酸性粒细胞及淋巴细胞。

Ⅱ期:12～25 天,冠状动脉主要分支全层血管炎,血管内皮水肿、血管壁平滑肌层及外膜炎症细胞浸润。弹力纤维和肌层断裂,可形成血栓和动脉瘤。

Ⅲ期:28～31 天,动脉炎症逐渐消退,血栓和肉芽形成,纤维组织增生,内膜明显增厚,导致冠状动脉部分或完全阻塞。

Ⅳ期:数月至数年,病变逐渐愈合,心肌瘢痕形成,阻塞的动脉可能再通。

三、临床表现

(一)主要表现

1.发热

39～40 ℃,持续 7～14 天或更长,呈稽留热或弛张热,抗生素治疗无效。

2.球结合膜充血

于起病 3～4 天出现,无脓性分泌物,热退后消散。

3.唇及口腔表现

唇充血皲裂,口腔黏膜弥漫充血,舌乳头突起、充血,呈草莓舌。

4.手足症状

急性期手足硬性水肿和掌跖红斑,恢复期指(趾)端甲下和皮肤交界处出现膜状脱皮,指(趾)甲有横沟,重者指(趾)甲亦可脱落。

5.皮肤表现

多形性皮斑和猩红热样皮疹,常在第 1 周出现。肛周皮肤发红、脱皮。

6.颈淋巴结肿大

单侧或双侧,坚硬有触痛,但表面不红,无化脓。病初出现,热退时消散。

(二)心脏表现

于病程第 1～6 周可出现心包炎、心肌炎、心内膜炎、心律失常。发生冠状动脉瘤或狭窄者可无临床表现,少数可有心肌梗死的症状。冠状动脉损害多发生于病程第 2～4 周,但也可发生于疾病恢复期。心肌梗死和冠状动脉瘤破裂可致心源性休克甚至猝死。3 岁以下的男孩,红细胞沉降率、血小板、C 反应蛋白明显升高是冠状动脉病变的高危因素。

(三)其他

可有间质性肺炎、无菌性脑膜炎、消化系统症状(腹痛、呕吐、腹泻、麻痹性肠梗阻、肝大、黄疸等)、关节痛和关节炎。

四、辅助检查

(一)血液检查

外周血白细胞增高,以中性粒细胞为主,伴核左移。轻度贫血,血小板早期正常,第 2～3 周时增多。血沉增快,C 反应蛋白等急相蛋白、血浆纤维蛋白原和血浆黏度增高,血清转氨酶升高。

(二)免疫学检查

血清 IgG、IgM、IgA、IgE 和血循环免疫复合物升高;TH2 类细胞因子如 IL-6 明显增高,总补体和 C3 正常或增高。

(三)心电图

早期示非特异性 ST-T 变化;心包炎时可有广泛 ST 段抬高和低电压;心肌梗死时 ST 段明显抬高、T 波倒置及异常 Q 波。

(四)胸部平片

可示肺部纹理增多、模糊或有片状阴影,心影可扩大。

(五)超声心动图

急性期可见心包积液,左心室内径增大,二尖瓣、主动脉瓣或三尖瓣反流;可有冠状动脉异常,如冠状动脉扩张(直径＞3 mm,≤4 mm 为轻度;4～7 mm 为中度)、冠状动脉瘤(≥8 mm)、冠状动脉狭窄。

(六)冠状动脉造影

超声波检查有多发性冠状动脉瘤,或心电图有心肌缺血表现者,应进行冠状动脉造影,以观察冠状动脉病变程度,指导治疗。

(七)多层螺旋 CT

在检测冠状动脉狭窄、血栓、钙化方面的能力明显优于超声心动图,可部分取代传统的冠状动脉造影。

五、诊断和鉴别诊断

(一)诊断标准

不明原因发热 5 天以上,伴以下 5 项临床表现中 4 项者,排除其他疾病后,即可诊断为川崎病。

(1)周围肢体的变化:急性期掌跖红斑,手足硬性水肿;恢复期指趾端膜状脱皮。

(2)多形性红斑。

(3)眼结膜充血,非化脓性。

(4)唇充血皲裂,口腔黏膜弥漫充血,舌乳头呈草莓舌。

(5)颈部非化脓性淋巴结肿大(直径大约 1.5 cm)。

注:如 5 项临床表现中不足 4 项,但超声心动图有冠状动脉损害,亦可确诊为川崎病。

(二)IVIG 非敏感型 KD

目前对该病诊断尚无统一定义,还有"IVIG 无反应型 KD""IVIG 耐药型 KD""难治性 KD"等多种表述。多数认为,KD 患儿在发病 10 天内接受 IVIG 2 g/kg 治疗,无论一次或分次输注 48 小时后体温仍高于 38 ℃,或给药 2~7 天(甚至 2 周)后再次发热,并符合至少一项 KD 诊断标准,可考虑为 IVIG 非敏感型 KD。

(三)鉴别诊断

本病需与渗出性多形性红斑、幼年特发性关节炎全身型、败血症和猩红热相鉴别。

六、治疗

(一)阿司匹林

每天 30~50 mg/kg,分 2~3 次服用,热退后 3 天逐渐减量,2 周左右减至每天 3~5 mg/kg,维持 6~8 周。如有冠状动脉病变时,应延长用药时间,直至冠状动脉恢复正常。

(二)静脉注射丙种球蛋白(IVIG)

剂量为 1~2 g/kg,于 8~12 小时静脉缓慢输入,宜于发病早期(10 天以内)应用,可迅速退热,预防冠状动脉病变的发生。应同时合并应用阿司匹林,剂量和疗程同上。部分患儿对 IVIG 效果不好,可重复使用 1~2 次,但 1%~2% 的病例仍然无效。应用过 IVIG 的患儿在 9 个月内不宜进行麻疹、风疹、腮腺炎等疫苗的预防接种。

(三)糖皮质激素

因可促进血栓形成,易发生冠状动脉瘤和影响冠状动脉病变修复,故不宜单独应用。IVIG 治疗无效的患儿可考虑使用糖皮质激素,亦可与阿司匹林和双嘧达莫合并应用。剂量为每天 2 mg/kg,用药 2～4 周。

(四)其他治疗

1.抗血小板聚集

除阿司匹林外,可加用双嘧达莫,每天 3～5 mg/kg。

2.对症治疗

根据病情给予对症及支持疗法,如补充液体、保护肝脏、控制心力衰竭、纠正心律失常等,有心肌梗死时应及时进行溶栓治疗。

3.心脏手术

严重的冠状动脉病变需要进行冠状动脉搭桥术。

(五)IVIG 非敏感型 KD 的治疗

1.继续 IVIG 治疗

首剂 IVIG 后仍发热者,应尽早再次应用 IVIG,可有效预防 CAL,若治疗过晚,则不能预防冠状动脉损伤。建议再次使用剂量为 2 g/kg,一次性输注。

2.糖皮质激素联用阿司匹林治疗

有学者建议 IVIG 非敏感型 KD 可以在 IVIG 使用的基础上联合使用糖皮质激素加阿司匹林。

七、预后

川崎病为自限性疾病,多数预后良好。复发见于 1％～2％ 的患儿。无冠状动脉病变的患儿于出院后 1 个月、3 个月、6 个月及 1～2 年进行一次全面检查(包括体格检查、心电图和超声心动图等)。未经有效治疗的患儿,15％～25％ 发生冠状动脉瘤,更应长期密切随访,每 6～12 个月一次。冠状动脉瘤多于病后 2 年内自行消失,但常遗留管壁增厚和弹性减弱等功能异常。大的动脉瘤常不易完全消失,常致血栓形成或管腔狭窄。

第二节　风　湿　热

风湿热(rheumatic fever,RF)是一种由咽喉部感染 A 组乙型溶血性链球菌后反复发作的急性或慢性风湿性疾病,主要累及关节、心脏、皮肤和皮下组织,偶可累及中枢神经系统、血管、浆膜及肺、肾等内脏。临床表现以关节炎和心肌炎为主,可伴有发热、皮疹、皮下结节、舞蹈病等。本病发作呈自限性,急性发作时通常以关节炎较为明显,急性发作后常遗留轻重不等的心脏损害,尤其以瓣膜病变最为显著,形成慢性风湿性心脏病或风湿性瓣膜病。发病可见于任何年龄,最常见为 5～15 岁的儿童和青少年,3 岁以内的婴幼儿极为少见。一年四季均可发病,以冬春多见;无性别差异。

目前风湿热的发病率已明显下降,病情也明显减轻,但在发展中国家,风湿热和风湿性心脏病仍常见和严重。我国各地发病情况不一,风湿热总发病率约为 22/10 万,其中风湿性心脏病患病率为 0.22‰,虽低于其他发展中国家,仍明显高于西方发达国家。我国农村和边远地区发病率仍然很高,且近年来风湿热发病率有回升趋势,应值得重视。

一、病因和发病机制

(一)病因

风湿热是 A 组乙型溶血性链球菌咽峡炎后的晚期并发症。0.3%～3%因该菌引起的咽峡炎患儿于1～4 周后发生风湿热。皮肤及其他部位 A 组乙型溶血性链球菌感染不会引起风湿热。影响本病发生的因素:①链球菌在咽峡部存在时间越长,发病的机会越大;②特殊的致风湿热 A 组溶血性链球菌菌株,如 M 血清型(甲组 1～48 型)和黏液样菌株;③患儿的遗传学背景,一些人群具有明显的易感性。

(二)发病机制

1.分子模拟

A 组乙型溶血性链球菌的抗原性很复杂,各种抗原分子结构与机体器官抗原存在同源性,机体的抗链球菌免疫反应可与人体组织产生免疫交叉反应,导致器官损害,这是风湿热发病的主要机制。这些交叉抗原包括:①荚膜由透明质酸组成,与人体关节、滑膜有共同抗原。②细胞壁外层蛋白质中 M 蛋白和 M 相关蛋白、中层多糖中 N-乙酰葡糖胺和鼠李糖均与人体心肌和心瓣膜有共同抗原。③细胞膜的脂蛋白与人体心肌肌膜和丘脑下核、尾状核之间有共同抗原。

2.自身免疫反应

人体组织与链球菌的分子模拟导致的自身免疫反应包括以下 2 种。

(1)免疫复合物病:与链球菌抗原模拟的自身抗原与抗链球菌抗体可形成循环免疫复合物沉积于人体关节滑膜、心肌、心瓣膜,激活补体成分产生炎性病变。

(2)细胞免疫反应异常:①外周血淋巴细胞对链球菌抗原的增殖反应增强,患儿 T 淋巴细胞具有对心肌细胞的细胞毒作用;②患者外周血对链球菌抗原诱导的白细胞移动抑制试验增强,淋巴细胞母细胞化和增殖反应降低,自然杀伤细胞功能增加;③患者扁桃体单核细胞对链球菌抗原的免疫反应异常。

3.遗传背景

有人发现 HLA-B35、HLA-DR2、HLA-DR4 和淋巴细胞表面标记 D8/17[+] 等与发病有关,但还应进一步进行多中心研究才能证实该病是否为多基因遗传性疾病和相应的相关基因。

4.毒素

A 组链球菌还可产生多种外毒素和酶类,直接对人体心肌和关节有毒性作用,但并未得到确认。

二、病理

(一)急性渗出期

受累部位,如心脏、关节、皮肤等结缔组织变性和水肿,淋巴细胞和浆细胞浸润;心包膜纤维素性渗出,关节腔内浆液性渗出。本期持续约 1 个月。

(二)增生期

主要发生于心肌和心内膜(包括心瓣膜),特点为形成风湿小体(Aschoff 小体),小体中央为胶原纤维素样坏死物质,外周有淋巴细胞、浆细胞和巨大的多核细胞(风湿细胞)。风湿细胞呈圆形或椭圆形,含有丰富的嗜碱性胞质,胞核有明显的核仁。此外,风湿小体还可分布于肌肉及结缔组织,好发部位为关节处皮下组织和腱鞘,形成皮下小结,是诊断风湿热的病理依据,表示风湿活动。本期持续 3～4 个月。

(三)硬化期

风湿小体中央变性和坏死物质被吸收,炎症细胞减少,纤维组织增生和瘢痕形成。心瓣膜边缘可有嗜伊红性疣状物,瓣膜增厚,形成瘢痕。二尖瓣最常受累,其次为主动脉瓣,很少累及三尖瓣。此期持续2～3个月。

此外,大脑皮质、小脑、基底核可见散在非特异性细胞变性和小血管透明变性。

三、临床表现

急性风湿热发生前1～6周常有链球菌咽峡炎病史。如发热、咽痛、颌下淋巴结肿大、咳嗽等症状。风湿热多呈急性起病,亦可为隐匿性进程。风湿热有5个主要表现:游走性多发性关节炎、心肌炎、皮下结节、环形红斑、舞蹈病,这些表现可以单独出现或合并出现。皮肤和皮下组织的表现不常见,通常只发生在已有关节炎、舞蹈病或心肌炎的患者中。发热和关节炎是最常见的主诉。

(一)一般表现

急性起病者发热在38～40 ℃,无一定热型,1～2周后转为低热。隐匿起病者仅为低热或无发热。其他表现有精神不振、疲倦、胃纳不佳、面色苍白、多汗、鼻出血、关节痛和腹痛等,个别有胸膜炎和肺炎。如未经治疗,一次急性风湿热发作一般不超过6个月;未进行预防的患者常反复发作。

(二)特殊表现

40％～50％的风湿热患者累及心脏,是风湿热唯一的持续性器官损害。首次风湿热发作时,一般于起病1～2周内出现心肌炎的症状。初次发作时以心肌炎和心内膜炎最多见,同时累及心肌、心内膜和心包膜者,称为全心炎。

1.心肌炎

轻者可无症状,重者可伴不同程度的心力衰竭;安静时心动过速,与体温升高不成比例;心脏扩大,心尖搏动弥散;心音低钝,可闻及奔马律;心尖部轻度收缩期吹风样杂音,75％的初发患儿主动脉瓣区可闻及舒张中期杂音。X线检查心脏扩大,心脏搏动减弱;心电图示PR间期延长,伴有T波低平和ST段异常,或有心律失常。

2.心内膜炎

主要侵犯二尖瓣和(或)主动脉瓣,造成关闭不全。二尖瓣关闭不全表现为心尖部吹风样全收缩期杂音,向腋下传导,有时可闻及二尖瓣相对狭窄所致舒张中期杂音;主动脉瓣关闭不全时胸骨左缘第3肋间可闻及舒张期叹气样杂音。急性期瓣膜损害多为充血水肿,恢复期可逐渐消失。多次复发可造成心瓣膜永久性瘢痕形成,导致风湿性心瓣膜病。超声心动图检查能更敏感地发现临床听诊无异常的隐匿性心瓣膜炎。

3.心包炎

积液量很少时,临床上难以发现,可有心前区疼痛,有时于心底部听到心包摩擦音。积液量多时心前区搏动消失,心音遥远,有颈静脉怒张、肝大等心包填塞表现。X线检查心影向两侧扩大呈烧瓶形;心电图示低电压,早期 ST 段抬高,随后 ST 段回到等电线,并出现 T 波改变;超声心动图可确诊少量心包积液。临床上有心包炎表现者,提示心肌炎严重,易发生心力衰竭。

风湿性心肌炎初次发作有 5%～10% 的患儿发生充血性心力衰竭,再发时发生率更高。风湿性心脏瓣膜病患儿伴有心力衰竭者,提示有活动性心肌炎存在。

(三)关节炎

占急性风湿热总数的 50%～60%,典型病例为游走性多关节炎,以膝、踝、肘、腕等大关节为主。表现为关节红、肿、热、痛,活动受限。每个受累关节持续数天后自行消退,愈后不留畸形,但此起彼伏,可延续 3～4 周。

(四)舞蹈病

占风湿热患儿的 3%～10%,也称 Sydenham 舞蹈病。表现为全身或部分肌肉的无目的不自主快速运动,如伸舌歪嘴、挤眉弄眼、耸肩缩颈、语言障碍、书写困难、细微动作不协调等,兴奋或注意力集中时加剧,入睡后即消失。患儿常伴肌无力和情绪不稳定。舞蹈病常在其他症状出现后的数周或数月再出现;如风湿热其他症状较轻,舞蹈病可能为首发症状。舞蹈病病程 1～3 个月,个别病例在 1～2 年内反复发作。少数患儿遗留不同程度的神经精神后遗症,如性格改变、偏头痛、细微运动不协调等。

(五)皮肤症状

1.环形红斑

环形红斑出现率为 6%～25%。环形或半环形边界明显的淡色红斑,大小不等,中心苍白,出现在躯干和四肢近端,呈一过性,或时隐时现,呈迁延性,可持续数周。

2.皮下小结

皮下小结见于 2%～16% 的风湿热患儿,常伴有严重心肌炎,呈坚硬无痛结节,与皮肤不粘连,直径为 0.1～1 cm,出现于肘、膝、腕、踝等关节伸面,或枕部、前额头皮以及胸、腰椎脊突的突起部位,经 2～4 周消失。

四、辅助检查

(一)链球菌感染证据

20%～25%的咽拭子培养可发现 A 组乙型溶血性链球菌,链球菌感染 1 周后血清抗链球菌溶血素 O(ASO)滴度开始上升,2 个月后逐渐下降。50%～80%的风湿热患儿 ASO 升高,同时测定抗脱氧核糖核酸酶 B(anti-DNase B)、抗链球菌激酶(ASK)、抗透明质酸酶(AH)则阳性率可提高到 95%。

(二)风湿热活动指标

风湿热活动指标变化包括白细胞计数和中性粒细胞增高、血沉增快、C 反应蛋白阳性、$α_2$ 球蛋白和黏蛋白增高等,但仅能反映疾病的活动情况,对诊断本病并无特异性。

五、诊断标准和鉴别诊断

(一)Jones 诊断标准

风湿热的诊断有赖于临床表现和实验室检查的综合分析。1992 年修改的 Jones 诊断标准包括 3 个部分:①主要指标;②次要指标;③链球菌感染的证据。在确定链球菌感染证据的前提下,有两项主要表现或一项主要表现伴两项次要表现即可作出诊断。近年由于风湿热不典型和轻症病例增多,如果强行执行 Jones 标准,易造成诊断失误。

因此,对比 1992 年修订的 Jones 标准,2002～2003 年 WHO 标准对风湿热进行了分类诊断,并作出了如下改变:①对伴有风湿性心脏病的复发性风湿热的诊断明显放宽,只需具有 2 项次要表现及前驱链球菌感染证据即可确立诊断;②对隐匿发病的风湿性心肌炎和舞蹈病的诊断也放宽,不需要其他主要表现,即使前驱链球菌感染证据缺如,也可作出诊断;③对多关节炎、多关节痛或单关节炎可能发展为风湿热给予重视,以避免误诊及漏诊。

确诊风湿热后,应尽可能明确发病类型,应特别了解是否存在心脏损害。以往有风湿热病史者,应明确是否有风湿热活动。

(二)鉴别诊断

风湿热需与下列疾病进行鉴别。

1.与风湿性关节炎的鉴别

(1)幼年特发性关节炎(juvenile idiopathic arthritis,JIA):多于 3 岁以下起病,常侵犯指(趾)小关节,关节炎无游走性特点。反复发作后遗留关节畸形,

X线骨关节摄片可见关节面破坏、关节间隙变窄和邻近骨骼骨质疏松。

（2）急性化脓性关节炎：为全身脓毒血症的局部表现，中毒症状重，好累及大关节，血培养阳性，常为金黄色葡萄球菌。

（3）急性白血病：除发热、骨关节疼痛外，有贫血、出血倾向，肝、脾及淋巴结大。外周血片可见幼稚白细胞，骨髓检查可予鉴别。

（4）非特异性肢痛：又名"生长痛"，多发生于下肢，夜间或入睡尤甚，喜按摩，局部无红肿。

2.与风湿性心肌炎的鉴别

（1）感染性心内膜炎：先天性心脏病或风湿性心脏病合并感染性心内膜炎时，易与风湿性心脏病伴风湿活动相混淆，贫血、脾大、皮肤瘀斑或其他栓塞症状有助诊断，血培养可获阳性结果，超声心动图可看到心瓣膜或心内膜有赘生物。

（2）病毒性心肌炎：近年单纯风湿性心肌炎病例日渐增多，与病毒性心肌炎难以区别。一般而言，病毒性心肌炎杂音不明显，较少发生心内膜炎，较多出现期前收缩等心律失常，实验室检查可发现病毒感染的证据。

六、治疗

风湿热的治疗目标：清除链球菌感染，去除诱发风湿热的病因；控制临床症状，使心肌炎、关节炎、舞蹈病及风湿热症状迅速缓解，解除风湿热带来的痛苦；处理各种并发症，提高患者的身体素质和生活质量，延长寿命。

（一）休息

卧床休息的期限取决于心脏受累的程度和心功能状态。急性期无心肌炎患儿卧床休息 2 周，随后逐渐恢复活动，于 2 周后达正常活动水平；心肌炎无心力衰竭患儿卧床休息 4 周，随后于 4 周内逐渐恢复活动；心肌炎伴充血性心力衰竭患儿则需卧床休息至少 8 周，在以后 2～3 个月内逐渐增加活动量。

（二）清除链球菌感染

应用青霉素 80 万单位肌内注射，每天 2 次，持续 2 周，以彻底清除链球菌感染。青霉素过敏者可改用其他有效抗生素，如红霉素等。

（三）抗风湿热治疗

心肌炎时宜早期使用糖皮质激素，泼尼松每天 2 mg/kg，最大量≤60 mg/d，分次口服，2～4 周后减量，总疗程 8～12 周。无心肌炎的患儿可用非甾体抗炎药，如阿司匹林，每天 100 mg/kg，最大量≤3 g/d，分次服用，2 周后逐渐减量，疗程 4～8 周。

(四)其他治疗

有充血性心力衰竭时应视为心肌炎复发,及时静脉注射大剂量糖皮质激素,如氢化可的松或甲泼尼龙,每天 1 次,剂量为 10～30 mg/kg,共 1～3 次。多数情况下,在用药后 2～3 天即可控制心力衰竭,应慎用或不用洋地黄制剂,以免发生洋地黄中毒。应予以低盐饮食,必要时氧气吸入、给予利尿剂和血管扩张剂。舞蹈病时可用苯巴比妥、地西泮等镇静剂。关节肿痛时应予制动。

七、预后和预防

风湿热的预后主要取决于心肌炎的严重程度、首次发作时是否得到正确的抗风湿热治疗以及是否采取正规抗链球菌治疗。心肌炎者易于复发,预后较差,尤以严重心肌炎伴充血性心力衰竭的患儿为甚。

每 3～4 周肌内注射苄星青霉素(长效青霉素,benzathine penicilline)120 万单位,预防注射期限至少 5 年,最好持续至 25 岁;有风湿性心脏病者,宜进行终身药物预防。对青霉素过敏者可改用红霉素类药物口服,每月口服 6～7 天,持续时间同前。

风湿热或风湿性心脏病患儿,当拔牙或行其他手术时,术前、术后应用抗生素以预防感染性心内膜炎。

第三节　过敏性紫癜

过敏性紫癜又称亨-舒综合征(Henoch-Schonlein purpura,HSP),是以小血管炎为主要病变的系统性血管炎。临床特点为血小板不减少性紫癜,常伴关节肿痛、腹痛、便血、血尿和蛋白尿。多发生于 2～8 岁的儿童,男孩多于女孩;一年四季均有发病,以春秋两季居多。

一、病因

本病的病因尚未明确,虽然食物过敏(蛋类、乳类、豆类等)、药物(阿司匹林、抗生素等)、微生物(细菌、病毒、寄生虫等)、疫苗接种、麻醉、恶性病变等与过敏性紫癜发病有关,但均无确切证据。

近年关于链球菌感染导致过敏性紫癜的报道较多,约 50% 的过敏性紫癜患儿有链球菌性呼吸道感染史。但随后研究发现,有链球菌性呼吸道感染史者在过敏性紫癜患儿和健康儿童间并无差别。另有报道 30% 的过敏性紫癜肾炎患儿肾小球系膜有 A 组溶血性链球菌抗原(肾炎相关性血浆素受体,NAP1r)沉积;而非过敏性紫癜肾炎的 NAP1r 沉积率仅为 3%。表明 A 组溶血性链球菌感染是诱发过敏性紫癜的重要原因。

二、发病机制

以 B 淋巴细胞多克隆活化为其特征,患儿 T 淋巴细胞和单核细胞 CD40 配体(CD40L)过度表达,促进 B 淋巴细胞分泌大量 IgA 和 IgE。30%~50% 的患儿血清 IgA 浓度升高,急性期外周血 IgA^+B 淋巴细胞数、IgA 类免疫复合物或冷球蛋白均增高。IgA、补体 C3 和纤维蛋白沉积于肾小球系膜、皮肤和肠道毛细血管,提示本病为 IgA 免疫复合物疾病。血清肿瘤坏死因子-α 和 IL-6 等前炎症因子升高。

本病家族中可同时发病,同胞中可同时或先后发病,有一定遗传倾向,部分患儿HLADRB1 * 07 及HLA-DW35 等基因表达增高或 C2 补体成分缺乏。

综上所述,过敏性紫癜的发病机制可能为:各种刺激因子,包括感染原和变应原作用于具有遗传背景的个体,激发 B 细胞克隆扩增,导致 IgA 介导的系统性血管炎。

三、病理

过敏性紫癜的病理变化为广泛的白细胞碎裂性小血管炎,以毛细血管炎为主,亦可波及小静脉和小动脉。血管壁可见胶原纤维肿胀和坏死,中性粒细胞浸润,周围散在核碎片。间质水肿,有浆液性渗出,同时可见渗出的红细胞。内皮细胞肿胀,可有血栓形成。病变累及皮肤、肾脏、关节及胃肠道,少数涉及心、肺等脏器。在皮肤和肾脏荧光显微镜下可见 IgA 为主的免疫复合物沉积。过敏性紫癜肾炎的病理改变:轻者可为轻度系膜增生、微小病变、局灶性肾炎,重者为弥漫增殖性肾炎伴新月体形成。肾小球 IgA 性免疫复合物沉积也见于 IgA 肾病,但过敏性紫癜和 IgA 肾病的病程全然不同,不似同一疾病。

四、临床表现

多为急性起病,各种症状可以不同组合,出现先后不一,首发症状以皮肤紫癜为主,少数病例以腹痛、关节炎或肾脏症状首先出现。起病前 1~3 周常有上

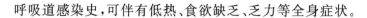

呼吸道感染史,可伴有低热、食欲缺乏、乏力等全身症状。

(一)皮肤紫癜

反复出现皮肤紫癜为本病特征,多见于四肢及臀部,对称分布,伸侧较多,分批出现,面部及躯干较少。初起呈紫红色斑丘疹,高出皮面,压之不褪色,数天后转为暗紫色,最终呈棕褐色而消退。少数重症患儿紫癜可融合成大疱伴出血性坏死。部分病例可伴有荨麻疹和血管神经性水肿。皮肤紫癜一般在4~6周后消退,部分患儿间隔数周、数月后又复发。

(二)胃肠道症状

约见于2/3的病例。由血管炎引起的肠壁水肿、出血、坏死或穿孔是产生肠道症状及严重并发症的主要原因。一般以阵发性剧烈腹痛为主,常位于脐周或下腹部,可伴呕吐,但呕血少见。部分患儿可有黑便或血便,偶见并发肠套叠、肠梗阻或肠穿孔者。

(三)关节症状

约1/3的病例可出现膝、踝、肘、腕等大关节肿痛,活动受限。关节腔有浆液性积液,但一般无出血,可在数天内消失,不留后遗症。

(四)肾脏症状

30%~60%的病例有肾脏受损的临床表现。肾脏症状多发生于起病1个月内,亦可在病程更晚期,于其他症状消失后发生,少数则以肾炎作为首发症状。症状轻重不一,与肾外症状的严重度无一致性关系。多数患儿出现血尿、蛋白尿和管型尿,伴血压增高及水肿,称为紫癜性肾炎;少数呈肾病综合征表现。虽然有些患儿的血尿、蛋血尿持续数月甚至数年,但大多数都能完全恢复,少数发展为慢性肾炎,死于慢性肾衰竭。

(五)其他表现

偶可发生颅内出血,导致惊厥、瘫痪、昏迷、失语。出血倾向包括鼻出血、牙龈出血、咯血、睾丸出血等。偶尔累及循环系统发生心肌炎和心包炎,累及呼吸系统发生喉头水肿、哮喘、肺出血等。

五、辅助检查

尚无特异性诊断试验,以下试验有助于了解病程和并发症。

(1)外周血象:白细胞正常或增加,中性粒细胞和嗜酸性粒细胞可增高;除非严重出血,一般无贫血。血小板计数正常甚至升高,出血和凝血时间正常,血块退缩试验正常,部分患儿毛细血管脆性试验阳性。

(2)尿常规:可有红细胞、蛋白、管型,重症有肉眼血尿。

(3)大便隐血试验阳性。

(4)血沉轻度增快;血清 IgA 升高,IgG 和 IgM 正常,亦可轻度升高;C3、C4 正常或升高;抗核抗体及类风湿因子阴性;重症血浆黏度增高。

(5)腹部超声波检查有利于早期诊断肠套叠,头颅 MRI 对有中枢神经系统症状的患儿可予确诊,肾脏症状较重或迁延者可行肾穿刺以了解病情,给予相应治疗。

六、诊断和鉴别诊断

典型病例诊断不难,若临床表现不典型,皮肤紫癜未出现时,容易误诊为其他疾病,需与特发性血小板减少性紫癜、风湿性关节炎、败血症、其他肾脏疾病和外科急腹症等鉴别。

七、治疗

(一)一般治疗

卧床休息,积极寻找和去除致病因素,如控制感染,补充维生素。有荨麻疹或血管神经性水肿时,应用抗组胺药物和钙剂。腹痛时应用解痉剂,消化道出血时应禁食,可静脉滴注西咪替丁,每天 20～40 mg/kg,必要时输血。

(二)糖皮质激素和免疫抑制剂

急性期对腹痛和关节痛可予缓解,但预防肾脏损害的发生疗效不确切,亦不能影响预后。泼尼松,每天 1～2 mg/kg,分次口服,或用地塞米松、甲泼尼松龙,每天 5～10 mg/kg,静脉滴注,症状缓解后即可停用。严重过敏性紫癜肾炎可加用免疫抑制剂,如雷公藤总苷、环磷酰胺、硫唑嘌呤等。

(三)抗凝治疗

1.阻止血小板聚集和血栓形成的药物

阿司匹林,每天 3～5 mg/kg,或每天 25～50 mg,每天 1 次;双嘧达莫,每天 3～5 mg/kg,分次服用。

2.肝素

每次 0.5～1 mg/kg,第 1 天 3 次,第 2 天 2 次,以后每天 1 次,持续 7 天。

3.尿激酶

每天 1 000～3 000 U/kg,静脉滴注。

(四)其他

钙通道阻滞剂,如硝苯地平,每天 0.5～1.0 mg/kg,分次服用;非甾体抗炎药,如吲哚美辛,每天 2～3 mg/kg,分次服用,均有利于血管炎的恢复。中成药,如贞芪扶正冲剂、复方丹参片、银杏叶片,口服 3～6 个月,可补肾益气,活血化瘀。

八、预后

本病预后一般良好,除少数重症患儿可死于肠出血、肠套叠、肠坏死或神经系统损害外,大多痊愈。病程一般 1～2 周至 1～2 个月,少数可长达数月或 1 年以上。本病的远期预后取决于肾脏是否受累及程度。肾脏病变常较迁延,可持续数月或数年,少数病例发展为持续性肾脏疾病甚至肾功能不全。

第四节　获得性免疫缺陷病

获得性免疫缺陷病(acquired immunodeficiency syndrome,AIDS),即艾滋病,是由人类免疫缺陷病毒(human immunodeficiency virus,HIV)所引起的一种传播迅速、病死率极高的感染性疾病。

一、病因

HIV 属 RNA 反转录病毒,直径为 100～200 nm,目前已知 HIV 有两个型,即 HIV-Ⅰ 和 HIV-Ⅱ。两者均能引起 AIDS,但 HIV-Ⅱ 致病性较 HIV-弱。HIV-Ⅰ 共有 A、B、C、D、E、F、G、H、O 9 种亚型,以 B 型最常见。本病毒为圆形或椭圆形,外层为类脂包膜,表面有锯齿样突起,内有圆柱状核心,含 Mg^{2+} 依赖性反转录酶。病毒包括结构蛋白 P19、核心蛋白 P24 和 P15、反转录酶蛋白 P66 和 P51、外膜蛋白 gp120 和跨膜蛋白 gp41 等。病毒对热敏感,56 ℃ 30 分钟能灭活,50% 浓度的乙醇、0.3% 的过氧化氢、0.2% 的次氯酸钠及 10% 的漂白粉经 10 分钟能灭活病毒,但对甲醛溶液、紫外线和 γ 射线不敏感。

二、流行病学

小儿患病自成人传播而来。1982 年报道了首例儿童 HIV 感染,估计全球每天有 1 000 例 HIV 感染的新生儿出生。2001 年,联合国艾滋病联合规划署宣布,在过去的 20 年,累计的 HIV 感染者有 5 600 万,其中 2 200 万人已经死于艾滋病及相关疾病,包括 430 万儿童。截至 2008 年年底,全球有 210 万 15 岁以下儿童感染 HIV。母婴传播的阻断策略是目前最为有效的控制婴幼儿感染的方式,通过成功干预,母婴传播风险可以降至 2% 以内,但是这样的干预在多数资源有限的国家仍未普及。尽管在过去的 10 年中,在婴幼儿及儿童 HIV 感染的诊断和治疗方面取得了巨大的进展,但是全球每天仍有 1 100 多例 15 岁以下的新感染者,其中 90% 是在发展中国家。1995 年我国首次发现经母婴途径传播的 HIV 感染者。

HIV 感染的新生儿通常在感染后第 1 年即出现临床症状,到 1 岁时估计有 1/3 的感染患儿死亡,到 2 岁时如果没有有效治疗,近一半的患者将面临死亡。

(一)传染源

患者和无症状病毒携带者是本病的传染源,特别是后者。病毒主要存在于血液、精子、子宫和阴道分泌物中。其他体液,如唾液、眼泪和乳汁亦含有病毒,均具有传染性。

(二)儿童 HIV 感染的传播方式

1.母婴传播

母婴传播是儿童感染的主要途径。感染本病的孕妇可以通过胎盘、产程中及产后血性分泌物或喂奶等方式感染婴儿。

2.血源传播

血源传播如输血、注射、器官移植等。

3.其他途径

其他途径如性接触传播、人工授精等,主要发生在成年人。

目前尚未证实空气、昆虫、水及食物或与 AIDS 患者的一般接触,如握手、公共游泳、被褥等会造成感染,亦未见到偶然接触发病的报告。

三、发病机制

HIV 产生的反向转录酶能以病毒 RNA 为模板,反向转录而产生 cDNA,然后整合入宿主细胞 DNA 链中,随着宿主细胞 DNA 的复制而得以繁殖。病毒感染靶细胞后 1~2 周内芽生脱落而离开原细胞侵入新的靶细胞,使得人体 $CD4^+$ T 淋巴细胞遭受破坏。近年研究发现,HIV 侵入 $CD4^+$ T 淋巴细胞时,必须借助融合素,可使 $CD4^+$ T 淋巴细胞融合在一起,使未受 HIV 侵犯的 $CD4^+$ T 淋巴细胞与受害的 $CD4^+$ T 淋巴细胞融合而直接遭受破坏。由于 $CD4^+$ T 淋巴细胞被大量破坏,丧失辅助 B 淋巴细胞分化的能力,使体液免疫功能亦出现异常,表现为高免疫球蛋白血症,出现自身抗体和对新抗原反应性降低。抗体反应缺陷,使患儿易患严重化脓性病变;细胞免疫功能低或衰竭,引起各种机会性感染,如结核分枝杆菌、卡氏肺囊虫、李斯特菌、巨细胞病毒感染等,常是致死的原因。

四、病理

HIV 感染后可见淋巴结和胸腺等免疫器官病变。淋巴结呈反应性病变和肿瘤性病变两种。早期表现是淋巴组织反应性增生,随后可出现类血管免疫母细胞淋巴结病,继之淋巴结内淋巴细胞稀少,生发中心空虚。脾脏小动脉周围 T 细胞区和脾小结淋巴细胞稀少,无生发中心或完全丧失淋巴成分。胸腺上皮严重萎缩,缺少胸腺小体。艾滋病患儿往往发生严重的机会性感染,其病理改变因病原体不同而异。

HIV 常侵犯中枢神经系统,病变包括胶质细胞增生、灶性坏死、血管周围炎性浸润、多核巨细胞形成和脱髓现象。

五、临床表现

AIDS 的分类:患儿症状和体征的发生、发展和免疫系统受损程度及患儿机体器官功能状态相关,1994 年美国疾病控制中心根据临床表现和免疫状态将 HIV 感染进行分类,根据临床表现分为:无临床表现(N)、轻度临床表现(A)、中度临床表现(B)和严重临床表现(C)。结合免疫学状况又可分为:无免疫学抑制(N1、A1、B1 和 C1)、中度免疫学抑制(N2、A2、B2 和 C2)和严重免疫学抑制(N3、A3、B3 和 C3)。

(一)无临床表现(N)

儿童无任何感染的症状和体征,或仅有轻微临床表现中的一个情况。

(二)轻度临床表现(A)

儿童具有下列 2 个或更多的表现,但无中度和严重临床表现期的情况:淋巴结病(>0.5 cm,发生在2个部位以上,双侧对称分布);肝大;脾大;皮炎;腮腺炎;反复或持续性上呼吸道感染、鼻窦炎或中耳炎。

(三)中度临床表现(B)

除 A 类表现外,尚有以下表现。

(1)贫血(Hb<80 g/L),中性粒细胞减少($<1\times10^{9}$/L),或血小板减少

（<100×10^9/L），持续 30 天。

(2)细菌性脑膜炎、肺炎或败血症(纯培养)。

(3)6 个月婴儿持续 2 个月以上的口腔念珠菌病。

(4)心肌病。

(5)发生于出生后 1 个月内的巨细胞病毒感染、反复和慢性腹泻、肝炎。

(6)单纯疱疹病毒性口腔炎，1 年内发作 2 次以上；单纯疱疹病毒性毛细支气管炎、肺炎或食管炎，发生于出生 1 个月内。

(7)带状疱疹至少发作 2 次或不同皮损部位。

(8)平滑肌肉瘤伴有 EB 病毒感染。淋巴样间质性肺炎或肺淋巴样增生综合征。

(9)肾病。

(10)诺卡菌属感染，持续发热 1 个月以上。

(11)弓形虫感染发生于出生后 1 个月内。

(12)播散性水痘。

(四)严重临床表现(C)

严重临床表现(C)包括以下情况。

(1)严重反复性和多发性细菌感染，如脓毒血症、肺炎、脑膜炎、骨关节感染和深部脓肿，不包括中耳炎、皮肤黏膜脓肿和导管插入引起的感染。

(2)念珠菌感染累及食管、气管、支气管和肺；深部真菌感染，呈播散性(肺、肺门和颈淋巴结以外的区域)。

(3)隐球菌感染伴持续腹泻 1 个月以上。

(4)巨细胞病毒感染发生于出生 1 个月内，累及肝、脾和淋巴结以外的区域。

(5)脑病：以下表现之一，至少持续 2 个月，找不到其他原因者。①发育滞后或倒退，智能倒退；②脑发育受损；头围测定证实为后天性小头畸形或 CT/MRI 证实为脑萎缩；③后天性系统性运动功能障碍：瘫痪、病理性反射征、共济失调和敏捷运动失调，具有其中 2 项者。

(6)单纯疱疹病毒性黏膜溃疡持续 1 个月以上，或单纯疱疹病毒性支气管炎、肺炎或食管炎发生于出生 1 个月以后。

(7)组织胞浆菌病累及肺、肺门和颈淋巴结以外的区域。

(8)卡波济肉瘤；淋巴瘤(Burkitt 淋巴瘤或免疫母细胞性、B 细胞性、大细胞性或免疫学表型不明性)。

(9)结核病，肺外播散型。

(10)卡氏肺囊虫性肺炎。

(11)进行性多发性白质性脑病。

(12)沙门菌属(非伤寒)脓毒血症,反复发作。

(13)脑弓形虫感染发生于出生1个月以后。

(14)消耗综合征:①体重持续丧失基线的10%;②>1岁者的体重-年龄曲线下降25个百分位;③出生1个月后体重-身高曲线下降5个百分位;同时伴有:①慢性腹泻(每天至少2次稀便持续1个月以上);②发热1个月以上(持续性或间歇性)。

六、实验室检查

(一)病原学诊断

1.病毒抗体检测

病毒抗体检测是初筛试验的主要手段。

(1)初筛试验:血清或尿的酶联免疫吸附试验,血快速试验。

(2)确认试验:蛋白印迹试验或免疫荧光检测试验。病毒抗体检查对<18个月龄小儿的诊断存在局限性。

2.病毒分离

目前常采用的方法是将受检者周围血单个核细胞(PBMCs)与经植物血凝素(PHA)激活3天的正常人PBMCs共同培养(加入IL-2 10 U/mL)。3周后观察细胞病变,检测反转录酶或P24抗原或病毒核酸(PCR),确定有无HIV。目前一般只用于实验研究,不作为诊断指标。

3.抗原检测

主要是检测病毒核心抗原P24,一般在感染后1~2周内即可检出。

4.病毒核酸检测

利用PCR或连接酶链反应(LCR)技术,可检出微量病毒核酸。

(二)免疫缺陷的实验诊断

1.血淋巴细胞亚群分析

$CD4^+/CD8^+$ 倒置、自然杀伤细胞活性降低、皮肤迟发型变态反应减退或消失,抗淋巴细胞抗体和抗精子抗体、抗核抗体阳性。β_2 微球蛋白增高,尿中新蝶呤升高。

2.各种机会性感染病原的检查、诊断

应尽早进行,以便及时明确感染源,实施针对性治疗。

七、诊断

我国目前对婴幼儿早期诊断的策略是:婴儿出生后 6 周采集第一份血样本,若第一份血样本检测呈阳性反应,尽快再次采集第二份血样本进行检测。若两份血样本检测均呈阳性反应,报告"婴儿 HIV 感染早期诊断检测结果阳性",诊断儿童 HIV 感染。

2002 年中华医学会儿科学会感染学组与免疫学组共同制订了小儿 HIV 感染和 AIDS 的诊断标准。

(一)小儿无症状 HIV 感染

1.流行病史

(1)HIV 感染母亲所生的婴儿。

(2)输入未经 HIV 抗体检测的血液或血液制品史。

2.临床表现

无任何症状、体征。

3.实验室检查

≥18 个月儿童,HIV 抗体阳性,经确认试验证实;患儿血浆中 HIV RNA 阳性。

4.确诊标准

(1)≥18 个月小儿,具有相关流行病学史,实验室检查中任何一项阳性可确诊。

(2)<18 个月小儿,具备相关流行病学史,2 次不同时间的血浆样本 HIV RNA 阳性可确诊。

(二)小儿 AIDS

1.流行病学史

同无症状 HIV 感染。

2.临床表现

不明原因的持续性全身淋巴结肿大(直径>1 cm)、肝大、脾大、腮腺炎;不明原因的持续性发热超过1个月;慢性反复发作性腹泻;生长发育迟缓;体重下降明显(3个月下降>基线 10%);迁延难愈的间质性肺炎和口腔真菌感染;常发生各种机会性感染等。与成人 AIDS 相比,小儿 AIDS 的特点为:①HIV 感染后,潜伏期短、起病较急、进展快;②偏离正常生长曲线的生长停滞是小儿 HIV 感染的一种特殊表现;③易发生反复的细菌感染,特别是对多糖荚膜细菌更易感染;

④慢性腮腺炎和淋巴细胞性间质性肺炎常见;⑤婴幼儿易发生脑病综合征,且发病早、进展快、预后差。

3.实验室检查

HIV 抗体阳性并经确认试验证实,患儿血浆中 HIV RNA 阳性;外周血 $CD4^+T$ 淋巴细胞总数减少,$CD4^+T$ 淋巴细胞占淋巴细胞的百分比减少。

4.确诊标准

患儿具有一项或多项临床表现,≥18 个月患儿 HIV 抗体阳性(经确认试验证实)或 HIV RNA 阳性可确诊;<18 个月患儿 2 次不同时间的样本 HIV RNA 阳性可确诊。有条件者应做 $CD4^+T$ 淋巴细胞计数和百分比以评估免疫状况。

八、治疗

(一)抗反转录病毒治疗的指征

最近对 HIV 感染发病机制的了解和新的抗反转录病毒药物的出现,使 HIV 感染的治疗已发生了很大变化。所有抗反转录病毒药物均可用于儿童病例,目前使用抗病毒药物的指征为:HIV 感染的临床症状,包括临床表现 A、B 或 C;$CD4^+T$ 淋巴细胞绝对数或百分比下降,达到中度或严重免疫抑制;年龄在1岁以内的患儿,无论其临床、免疫学或病毒负荷状况;年龄>1岁的患儿,无临床症状,除非能明确其临床疾病进展的危险性极低或存在其他需延期治疗的因素,也主张早期治疗。应严密监测未开始治疗的病例的临床、免疫学和病毒负荷状态。

一旦发现以下情况即开始治疗:HIV RNA 复制物数量极高或进行性增高;$CD4^+T$ 淋巴细胞绝对数或百分比很快下降,达到中度免疫学抑制;出现临床症状。

(二)抗病毒治疗

1.核苷类反转录酶抑制剂

如齐多夫定(zidovudine,AZT)、二脱氧肌苷(DDI)、拉米夫定(lamivudine,STC)和司坦夫定(strvudine,d4T),此类药物能选择性地与 HIV 反转录酶结合,并渗入正在延长的 DNA 链中,使 DNA 链终止,从而抑制 HIV 的复制和转录。

2.非核苷类反转录酶抑制剂

如奈韦拉平(nevirapine,NVP)、地拉韦定(DLR),其主要作用于 HIV 反转录酶的某个位点,使其失去活性,从而抑制 HIV 复制。

3.蛋白酶抑制剂

蛋白酶抑制剂如沙奎那韦、地拉韦定(indinavir,IDV)、奈非那韦和利托那韦,其机制是通过抑制蛋白酶,即阻断 HIV 复制和成熟过程中所必需的蛋白质的合成,从而抑制 HIV 的复制。

单用一种药物治疗效果差,目前提倡 2 种以上药物联合治疗,但药物最佳搭配并无定论。已确诊的 AIDS 患儿应转入指定医院接受治疗。

(三)免疫学治疗

基因重组 IL-2 与抗病毒药物同时应用对改善免疫功能是有益的,IL-12 是另一个有治疗价值的细胞因子,体外实验表明 IL-12 能增强免疫细胞杀伤被 HIV 感染细胞的能力。

(四)支持及对症治疗

治疗方法包括输血及营养支持疗法,补充维生素,特别是维生素 B_{12} 和叶酸。

(五)抗感染和抗肿瘤治疗

发生感染或肿瘤时应给予相应的治疗。

九、预防

儿童 AIDS 的预防应特别注意以下几点:①普及艾滋病知识,减少育龄期女性感染 HIV;②HIV 感染者避免妊娠,HIV 感染或 AIDS 孕妇应规劝其终止妊娠或尽量进行剖宫产;③严格禁止高危人群献血,在供血员中必须除外 HIV 抗体阳性者;④HIV 抗体阳性母亲及其新生儿应服用 AZT,以降低母婴传播的概率;⑤严格控制血液及各种血制品的质量;⑥疫苗预防:美国 Vax Gen 公司研制的 AIDS VAX 疫苗是利用基因重组技术,以 HIV-I 的糖蛋白 gp120 为靶位点,目前正在美国和泰国等地进行三期临床试验。

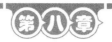

神经系统疾病

第一节 小 儿 惊 厥

惊厥是小儿时期常见的症状,小儿惊厥的发生率是成人的 $10 \sim 15$ 倍,是儿科重要的急症。其发生是由于大脑神经元的异常放电引起。临床上多表现为突然意识丧失,全身骨骼肌群阵挛性或强直性或局限性抽搐,一般经数秒至数分钟后缓解,若惊厥时间超过 30 分钟或频繁惊厥中间无清醒者,称之为惊厥持续状态。50% 惊厥持续状态发生于 3 岁以内,特别在第一年内最常见。惊厥性癫痫持续所致的惊厥性脑损伤与癫痫发生为 $4\% \sim 40\%$。

一、病因

(一)有热惊厥(感染性惊厥)

感染性惊厥多数伴有发热,但严重感染以及某些寄生虫脑病可以不伴发热。感染性病因又分为颅内感染与颅外感染。

1.颅内感染

各种病原如细菌、病毒、隐球菌、原虫和寄生虫等所致的脑膜炎、脑炎。惊厥反复发作,年龄越小,越易发生惊厥。常有发热与感染伴随症状、颅内压增高或脑实质受损症状。细菌性脑膜炎、病毒性脑膜炎及病毒性脑炎常急性起病;结核性脑膜炎多亚急性起病,但婴幼儿时期可急性起病,进展迅速,颅神经常常受累;隐球菌脑膜炎慢性起病,头痛明显并逐渐加重;脑寄生虫病特别是脑囊虫病往往以反复惊厥为主要表现。体格检查可发现脑膜刺激征及锥体束征阳性。脑脊液及脑电图等检查异常帮助诊断,特别是脑脊液检查、病原学检测、免疫学及分子生物学检查帮助明确可能的病原。

2.颅外感染

(1)热性惊厥:为小儿惊厥最常见的原因,其发生率4%～8%。热性惊厥是指婴幼儿时期发热38 ℃以上的惊厥,而无中枢神经系统感染、水及电解质紊乱等异常病因所致者。目前仍使用1983年全国小儿神经病学专题讨论会诊断标准:好发年龄为4个月～3岁,复发年龄不超过5～6岁;惊厥发作在体温骤升24小时内,发作次数为1次;表现为全身性抽搐,持续时间在10～15分钟内;可伴有呼吸道或消化道等急性感染,热性惊厥也可发生在预防接种后。神经系统无异常体征,脑脊液检查无异常,脑电图2周内恢复正常,精神运动发育史正常,多有家族病史。以上典型发作又称之为单纯性热性惊厥。部分高热惊厥临床呈不典型发作表现,称之为复杂性高热惊厥:24小时内反复多次发作;发作惊厥持续时间超过15分钟以上;发作呈局限性,或左右明显不对称。清醒后可能有神经系统异常体征。惊厥停止7～10天后脑电图明显异常。某一患儿具有复杂性高热惊厥发作的次数越多,今后转为无热惊厥及癫痫的危险性愈大。

自贡会议明确指出凡发生以下疾病中的发热惊厥均不要诊断为高热惊厥:①中枢神经系统感染;②中枢神经系统疾病(颅脑外伤、出血、占位性病变、脑水肿和癫痫发作);③严重的全身性代谢紊乱,如缺氧、水和电解质紊乱、内分泌紊乱、低血糖、低血钙、低血镁、维生素缺乏及中毒等;④明显的遗传性疾病、出生缺陷、神经皮肤综合征(如结节性硬化)、先天性代谢异常(如苯丙酮尿症)及神经结节苷脂病;⑤新生儿期惊厥。

(2)中毒性脑病:颅外感染所致中毒性脑病常见于重症肺炎、中毒性菌痢以及败血症等急性感染过程中出现类似脑炎的表现,但并非病原体直接侵入脑组织。惊厥的发生为脑缺氧、缺血、水肿或细菌毒素直接作用等多因素所致。这种惊厥的特点是能找到原发病症,且发生在原发病的极期,惊厥发生次数多,持续时间长,常有意识障碍,脑脊液检查基本正常。

(二)无热惊厥(非感染性惊厥)

1.颅内疾病

小儿时期原发性癫痫最为多见。其他还有颅内出血(产伤、窒息、外伤或维生素缺乏史),颅脑损伤(外伤史),脑血管畸形,颅内肿瘤,脑发育异常(脑积水、颅脑畸形),神经皮肤综合征,脑炎后遗症及脑水肿等。

2.颅外疾病

(1)代谢异常:如低血钙、低血糖、低血镁、低血钠、高血钠、维生素 B_1 和维生素 B$_6$ 缺乏症,均是引起代谢紊乱的病因并有原发疾病表现。

(2)遗传代谢疾病:如苯丙酮尿症、半乳糖血症、肝豆状核变性以及黏多糖病等,较为少见。多有不同疾病的临床特征。

(3)中毒性因素:如药物中毒(中枢兴奋药、氨茶碱、抗组胺类药物、山道年、异烟肼、阿司匹林、安乃近及氯丙嗪)、植物中毒(发芽马铃薯、白果、核仁、蓖麻子及地瓜子等)、农药中毒(有机磷农药如 1605、1509、敌敌畏、敌百虫、乐果、666 及 DDT 等)、杀鼠药及有害气体中毒等。接触毒物史及血液毒物鉴定可明确诊断。

(4)其他:全身性疾病如高血压脑病、阿-斯综合征和尿毒症等,抗癫痫药物撤退,预防接种如百白破三联疫苗等均可发生惊厥。

二、临床表现

小儿惊厥多表现为全身性发作,患儿意识丧失,全身骨骼肌不自主、持续地强直收缩,或有节律的阵挛性收缩;也可表现为部分性发作,神志清楚或意识丧失,局限于单个肢体、单侧肢体半身性惊厥,有时半身性惊厥后产生暂时性肢体瘫痪,称为 Todd 麻痹。小婴儿,特别是新生儿惊厥表现不典型,可表现为阵发性眨眼、眼球转动、斜视、凝视或上翻,面肌抽动似咀嚼、吸吮动作,口角抽动,也可以表现为阵发性面部发红、发绀或呼吸暂停而无明显的抽搐。

三、诊断

惊厥是一个症状,通过仔细的病史资料、全面的体格检查以及必要的实验室检查,以尽快明确惊厥的病因是感染性或非感染性,原发病在颅内还是在颅外。

(一)病史

有无发热及感染伴随症状,了解惊厥的特点,惊厥发作是全身性还是局限性、惊厥持续时间、有无意识障碍以及大小便失禁,有无误服毒物或药物史。出生时有无窒息抢救史或新生儿期疾病史。既往有无类似发作史。家族中有无惊厥患者。联系发病年龄及发病季节综合考虑。①新生儿时期惊厥发作常见于缺血缺氧性脑病、颅内出血、颅脑畸形、低血糖、低血钙、低血镁、低血钠、高血钠、化脓性脑膜炎、破伤风以及高胆红素血症等;②婴儿时期惊厥常见于低血钙、化脓性脑膜炎、热性惊厥(4 个月后)、中毒性脑病、低血糖及头部跌伤等;③幼儿及年长儿惊厥常见于癫痫、颅内感染、中毒性脑病及头部外伤等。

(二)体格检查

惊厥发生时注意生命体征(T、R、HR、BP)、意识状态以及神经系统异常体征、头围测量。检查有无颅内压增高征(前囟是否紧张与饱满,颅缝是否增宽)、脑膜刺激征和阳性神经征,以及全身详细的体格检查,如皮肤有无瘀点、瘀斑、肝、脾是否肿大。有无牛奶咖啡斑、皮肤脱失斑或面部血管瘤;有无毛发或头部畸形;并观察患儿发育进程是否迟缓以帮助明确病因。

(三)实验室检查

(1)血、尿、粪三大常规,有助于中毒性菌痢及尿路感染等感染性疾病诊断。

(2)血生化检查,如钙、磷、钠、钾、肝、肾功能帮助了解有无代谢异常,所有惊厥病例均检查血糖,了解是否低血糖。

(3)选择血、尿、粪及脑脊液等标本培养明确感染病原。

(4)毒物及抗癫痫药物浓度测定。

(5)疑颅内病变,选择腰椎穿刺、眼底检查、头颅B超及脑电图等检查。神经影像学检查的指征为局灶性发作、异常神经系统体征以及怀疑颅内病变时;疑外伤颅内出血时,首选头颅CT;疑颅内肿瘤、颞叶病变、脑干及小脑病变和陈旧性出血时,首选MRI。

四、治疗

(一)一般治疗

保持气道通畅,及时清除咽喉部分泌物;头部侧向一侧,避免呕吐物及分泌物吸入呼吸道;吸氧以减少缺氧性脑损伤发生;退热,应用物理降温或药物降温;保持安静,避免过多的刺激。要注意安全,以免外伤。

(二)止痉药物

首选静脉或肌内注射途径。

1.地西泮

地西泮为惊厥首选用药,1～3分钟起效,每次 0.2～0.5 mg/kg(最大剂量10 mg),静脉推注,注入速度为1～1.5 mg/min,作用时间 5～15分钟,必要时每15～30分钟可重复使用 2～3次。过量可致呼吸抑制及低血压;勿肌内注射,因吸收慢,难以迅速止惊。

2.劳拉西泮

与蛋白结合含量仅为安定的1/6,入脑量随之增大,止惊作用显著加强。因外周组织摄取少,2～3分钟起效,止惊作用可维持 12～24 小时。首量 0.05～0.1 mg/kg,静脉注射,注速 1 mg/min(每次极量4 mg),必要时可 15 分钟后重复

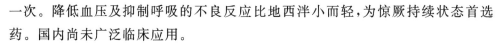

一次。降低血压及抑制呼吸的不良反应比地西泮小而轻,为惊厥持续状态首选药。国内尚未广泛临床应用。

3.氯硝西泮

惊厥持续状态首选用药,起效快,作用比安定强 5～10 倍,维持时间长达24～48 小时。剂量为每次0.03～0.1 mg/kg,每次极量 10 mg,用原液或生理盐水稀释静脉推注,也可肌内注射。12～24 小时可重复。呼吸抑制发生较少,但有支气管分泌物增多和血压下降等不良反应。

4.苯巴比妥

脂溶性低,半衰期长,起效慢,静脉注射 15～20 分钟开始见效,作用时间24～72 小时。多在地西泮用药后,首次剂量 10 mg/kg,若首选止惊用药时,应尽快饱和用药,即首次剂量 15～20 mg/kg,在 12 小时后给维持量每天 4～5 mg/kg,静脉(注速为每分钟 0.5～1 mg/kg)或肌内注射。较易出现呼吸抑制和心血管系统异常,尤其是在合用安定时。新生儿惊厥常常首选苯巴比妥,起效较快,疗效可靠,不良反应也较少。

5.苯妥英钠

苯妥英钠为惊厥持续状态的常见药,可单用,或一开始就与安定合用,或作为安定奏效后的维持用药,或继用于安定无效后,效果均好。宜用于部分性发作惊厥持续状态或脑外伤惊厥持续状态。对婴儿安全性也较大。负荷量 15～20 mg/kg(注速每分钟 0.5～1.0 mg/kg),10～30 分钟起效,2～3 小时后方能止惊,必要时,2～3 小时后可重复一次,作用维持 12～24 小时,12 小时后给维持量每天 5 mg/kg,静脉注射,应密切注意心率、心律及血压,最好用药同时进行心电监护。Fosphenytoin 为新的水溶性苯妥英钠药物,在体内转化成苯妥英钠,两药剂量可换算(1.5 mg Fosphe-nytoin＝1 mg phenytoin),血压及心血管不良反应相近,但局部注射的反应如静脉炎和软组织损伤在应用 Fosphenytoin 时较少见。

6.丙戊酸

目前常用为丙戊酸钠。对各种惊厥发作均有效,脂溶性高,迅速入脑,首剂10～15 mg/kg,静脉推注,以后每小时 0.6～1 mg/kg 滴注,可维持 24 小时,注意肝功能随访。

7.灌肠药物

当静脉用药及肌内注射无效或无条件注射时选用直肠保留灌肠:5％副醛每次 0.3～0.4 mL/kg;10％水合氯醛每次 0.3～0.6 mL/kg;其他脂溶性药物如地西泮、氯硝西泮、丙戊酸钠糖均可使用。

8.严重惊厥不止者考虑其他药物或全身麻醉药物

(1)咪达唑仑静脉注射每次 0.05～0.2 mg/kg,1.5～5.0 分钟起效,作用持续 2～6 小时,不良反应同安定。

(2)硫喷妥钠每次 10～20 mg/kg,配制成 1.25%～2.5%溶液,先按 5 mg/kg 静脉缓注、余者静脉滴速为 2 mg/min,惊厥控制后递减滴速,应用时需严密监制呼吸、脉搏、瞳孔、意识水平及血压等生命体征。

(3)异丙酚负荷量为 3 mg/kg,维持量为每分钟 100 μg/kg,近年来治疗难治性惊厥获得成功。

(4)对难治性惊厥持续状态,还可持续静脉滴注苯巴比妥 0.5～3 mg/(kg·h),或地西泮 2 mg/(kg·h),或咪达唑仑开始 0.15 mg/kg,然后 0.5～1 μg/(kg·min)。

(三)惊厥持续状态的处理

惊厥持续状态的预后不仅取决于不同的病因、年龄及惊厥状态本身的过程,还取决于可能出现的危及生命的病理生理改变,故治疗除有效选择抗惊厥药物治疗外,还强调综合性治疗措施:①20%甘露醇每次 0.5～1 g/kg 静脉推注,每 4～6 小时 1 次;或复方甘油 10～15 mL/kg 静脉滴注,每天 2 次,纠正脑水肿。②25%葡萄糖 1～2 g/kg,静脉推注或 10%葡萄糖静脉注射,纠正低血糖,保证氧和葡萄糖的充分供应,是治疗惊厥持续状态成功的基础。③5% $NaHCO_3$ 5 mL/kg,纠正酸中毒。④防止多系统损害:如心肌损害、肾衰竭、急性肺水肿及肺部感染。⑤常规给予抗癫痫药物治疗 2 年以上。

(四)病因治疗

尽快找出病因,采取相应的治疗。积极治疗颅内感染;纠正代谢失常;对复杂性热性惊厥可预防性用药,每天口服苯巴比妥 3 mg/kg,或口服丙戊酸钠每天 20～40 mg/kg,疗程数月至 1～2 年,以免复发;对于癫痫患者强调规范用药。

第二节　小儿癫痫

一、定义

癫痫是由多种病因引起的脑功能障碍综合征,是脑细胞群异常的超同步化

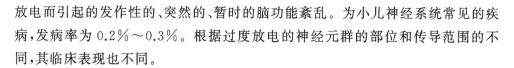

放电而引起的发作性的、突然的、暂时的脑功能紊乱。为小儿神经系统常见的疾病，发病率为 0.2%～0.3%。根据过度放电的神经元群的部位和传导范围的不同，其临床表现也不同。

二、病因

(一)特发性/原发性

根据目前的知识和技术找不到脑结构异常、代谢异常等任何获得性致病因素，病因与遗传因素有关。

(二)症状性/继发性

有明确的致病因素，如中枢神经系统畸形、外伤、感染、肿瘤、缺氧、中毒和代谢异常等。

(三)隐源性

高度怀疑为症状性，但根据目前的知识水平和诊断技术，尚未找到确切病因。

三、诊断

(一)临床表现

癫痫的临床表现可呈各种形式，最常见的是意识丧失或改变、全身性或局限性肌肉抽搐，也可有感觉异常、精神行为异常或自主神经功能紊乱等。癫痫的发作均有突然性、暂时性、反复性 3 个特点，至少发作 2 次以上。根据癫痫发作的临床特点，特别是有无意识丧失和同期脑电图的改变，将癫痫发作分为以下几类。

(1)部分性(局限性、局灶性)发作：神经元过度放电起源于脑的某一部位，可分为以下几种。①简单部分性发作：发作时不伴有意识丧失，包括运动性发作、感觉性发作、自主神经性发作等。②复杂部分性发作：发作时有意识障碍，可包含 2 种或 2 种以上简单部分性发作的内容，且常有自动症。③部分性发作继发全身性发作：简单或复杂部分性发作均可演变为全身强直-阵挛性发作或强直性、阵挛性发作。

(2)全身性(广泛性、弥漫性)发作：发作起始即是两侧大脑半球同时放电，发作时伴有意识丧失，具体发作类型包括：强直-阵挛性发作(即通常所说的大发作)、强直性发作、阵挛性发作、肌阵挛性发作、失神发作、失张力性发作、痉挛发作等。

（3）分类不明的各种发作。

（4）癫痫持续状态：一次惊厥持续 30 分钟以上，或连续多次发作、发作间期意识不恢复。

(二)辅助检查

1.常规检查

（1）脑电图：普通（清醒/睡眠）脑电图。

（2）影像学：头颅 CT、MRI。

（3）脑脊液：常规、生化、病原学检查。

2.进一步检查

（1）脑电图：剥夺睡眠脑电图、24 小时脑电图、视频脑电图、脑电图结合同步肌电图、颅内皮层电极脑电图等。

（2）影像学：头颅 MRS、SPECT、PET、DSA。

（3）其他检查：可以依据病情选择性进行以下检查寻找病因，包括血电解质、血糖、肝肾功能、血氨、血乳酸、血及尿代谢筛查、酶学检查、基因检测等。

(三)癫痫诊断条件

首先要确定是否为癫痫，判断发作属于哪一类型，是否符合某个癫痫综合征，然后查找原因。

四、鉴别诊断

癫痫需要与其他发作性事件相鉴别，主要包括以下几种。

(一)晕厥

晕厥是由于一过性脑供血不足所导致的短暂的意识丧失，发作时患儿由于肌张力丧失不能维持正常姿势而倒地，其病因包括心源性如心律失常、心功能不全，代谢性如低血糖、电解质紊乱，自主神经介导性如血管迷走性晕厥等。晕厥与癫痫的鉴别要点是：晕厥发生前常有久站、体位改变、环境拥挤闷热等诱因，在意识丧失前常有头晕、恶心、多汗等先兆，在晕厥发生数分钟后方可因脑供血不足而引起惊厥。可行心电图、直立倾斜试验等检查协诊。

(二)多发性抽动症

抽动指身体任何部位肌肉或肌群出现不自主、无目的的突发性重复收缩，多发性抽动主要表现为多种抽动动作和（或）不自主发声，部位与症状轻重有波动性，能受意志控制。行视频监测脑电图可以鉴别。

(三)屏气发作

主要发生在婴幼儿,通常由愤怒、恐惧诱发,表现为剧烈哭闹后突然呼吸暂停、发绀、意识丧失,可有相应家族史。与癫痫鉴别点在于本病患儿先出现屏气发作,青紫后出现肢体抽搐;而癫痫患儿先出现肢体抽搐,再出现青紫,在询问病史时应特别注意。屏气发作的患儿智力体力发育均正常,围生期无脑损伤史。

(四)代谢紊乱

如低血糖、低血钙等电解质紊乱亦可引起抽搐发作,尤其是婴儿,可通过血生化检查以除外。

(五)癔症性抽搐

多发生于青春期、女性,发作前多有情绪波动诱因。发作形式可多变,时间可较长,突然发生的用生理解剖知识无法解释的现象。一般多在有人时发生,发作时一般不会摔伤或出现尿便失禁,常常是症状重,而体格检查无阳性发现,暗示及心理治疗有效。脑电图及各种检查均正常。

五、治疗

(一)常规治疗

(1)指导家长和患儿正确认识癫痫,合理安排生活,坚持长期规律治疗,定期随访。

(2)抗癫痫药物的使用原则。有过两次或两次以上无其他原因的惊厥或首次发作即为癫痫持续状态者,应开始抗癫痫治疗;按发作类型、癫痫综合征类型选药,见(表8-1);初治患者由单药开始,从小剂量逐渐增加至有效范围,需长期规律用药;除药物中毒及药物过敏时,更换药物需逐渐过渡,避免自行减药、加药、突然停药;要注意个体差异,了解药物的药代动力学特点、剂量范围和毒副作用,有条件时应监测药物血浓度;多药合用时要观察药物相互作用及不良反应;停药过程要缓慢,一般于发作完全控制3～4年且复查脑电图正常后开始减药,1年左右停药。

表 8-1　根据癫痫发作类型选择抗癫痫药物

癫痫发作类型	抗癫痫药物
全身强直-阵挛发作	丙戊酸,卡马西平,左乙拉西坦
失神发作	丙戊酸,拉莫三嗪,乙琥胺
肌阵挛发作	丙戊酸

癫痫发作类型	抗癫痫药物
痉挛发作	托吡酯
部分性发作	卡马西平,奥卡西平
继发全面性发作	丙戊酸
癫痫持续状态	地西泮 0.3～0.5 mg/kg 静脉推注,氯硝西泮 0.02～0.06 mg/kg 静脉推注

(二)治疗进展

1.生酮饮食

这是将身体的主要代谢能源从利用葡萄糖转化为利用脂肪的一种饮食疗法,可用于各种类型的癫痫,尤其是难治性癫痫可尝试使用。其治疗癫痫的机制尚不完全清楚,可能是其改变脑部能量代谢从而改变了脑的兴奋性。具体实施时,需在营养师的指导下,计算热量及脂肪、糖类、蛋白质的比例,并需监测血糖、尿酮体等指标。

2.癫痫外科

手术治疗的主要适应证包括致痫区局限于一定部位、皮质发育不良、Rasmussen 脑炎、偏侧抽搐-偏瘫综合征等,术前需详细评估病灶/致痫区。主要手术类型有切除性手术、功能性手术(阻断癫痫传播通路)、特殊核团损毁和点刺激术等。

第三节　脑性瘫痪

脑性瘫痪(CP)简称脑瘫,自 1843－1862 年 Little 提出并不断完善了作为 CP 雏形的痉挛性强直概念以来(后称 Little 病),CP 的定义变得更为复杂。2006 年中国康复医学会儿童康复专业委员会和中国残疾人康复协会小儿脑瘫康复专业委员会定义 CP 为:自受孕开始至婴儿期非进行性脑损伤和发育缺陷所致的综合征,主要表现为运动障碍及姿势异常。该定义强调了 CP 的脑源性、脑损伤非进行性、症状在婴儿期出现,可有较多并发症,并排除进行性疾病所致的中枢运动障碍及正常儿童暂时性运动发育迟缓。本病并不少见,发达国家患病率在 1‰～3‰间,我国在 2‰左右。脑瘫患儿中男孩多于女孩,男:女为(1.13:1)～(1.57:1)。

一、分型与病因

(一)根据临床特点 CP 分为 5 型

1.痉挛型

最常见,占全部病例的 50％～60％。主要因锥体系受累,表现为上肢、肘、腕关节屈曲,拇指内收,手紧握拳;下肢内收交叉呈剪刀腿和尖足(图 8-1)。

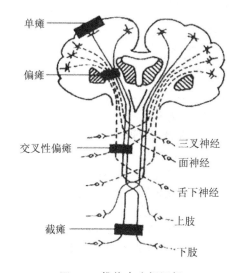

图 8-1　椎体束病损图解

2.不随意运动型

以锥体外系受损为主,不随意运动增多,表现为手足徐动、舞蹈样动作、肌张力不全、震颤等。

3.共济失调型

以小脑受损为主。

4.肌张力低下型

往往是其他类型的过渡形式。

5.混合型

以上类型可能同时出现。

(二)根据瘫痪部位(指痉挛型)分为 5 型

1.单瘫型

单个肢体受累。

2.双瘫型

四肢受累,上肢轻,下肢重。

3.三肢瘫型

三个肢体受累。

4.偏瘫型

半侧肢体受累。

5.四肢瘫型

四肢受累,上、下肢受累程度相似。

(三)根据病因病理学分 4 型

1.脑损伤型

脑损伤为主,包括异常妊娠、异常分娩、围生期感染、缺氧、窒息、惊厥、低血糖等导致脑损伤。诊断必备下列条件,即妊娠早、中期胚胎发育无异常;围生期有明显导致脑损伤的物理、化学或生物学等致病因素;影像学存在脑损伤及损伤后遗症的依据。

2.脑发育异常型

脑发育异常型主要指妊娠早、中期感染或妊娠期间持续存在的各种环境、遗传、心理和社会等因素导致。诊断必备下列条件:孕早、中期持续存在导致神经发育阻滞或发育异常的因素;围生期无明显导致脑损伤的物理、化学或生物等致病因素;影像学存在脑发育异常的依据。

3.混合型

混合型指既有妊娠期间各种环境、遗传因素、心理社会因素等导致胚胎神经发育阻滞或发育异常,又有围生期各种致病因子对脑组织的损害。

4.原因不明

原因不明指妊娠期和围生期均没有任何明确导致 CP 的危险因素,此型可能与遗传和某些原因不明的先天性因素有关。脑性瘫痪要与上、下运动神经元性瘫痪鉴别(表 8-2)。

表 8-2　上、下运动神经元性瘫痪的鉴别

鉴别项目	上运动神经元性(中枢性)瘫痪	下运动神经元性(周围性)瘫痪
病变部位	皮层运动投射区或锥体束	脊髓前角、前根和周围神经的运动纤维
瘫痪的范围	常为广泛的	常为局限的
肌张力	张力过强,痉挛	张力减退,弛缓

鉴别项目	上运动神经元性(中枢性)瘫痪	下运动神经元性(周围性)瘫痪
肌萎缩	晚期失用性肌萎缩	有
反射	深反射增强,浅反射减弱或消失	深、浅反射均减弱或消失
病理反射	阳性	阴性
连带运动	有	无
肌电变性反应	无	有

二、临床表现

(一)基本表现

脑瘫以出生后非进行性运动发育异常为特征,一般都有以下 4 种表现。

1.运动发育落后和瘫痪肢体主动运动减少

患儿不能完成相同年龄正常小儿应有的运动发育进程,包括竖颈、坐、站立、独走等粗大运动,以及手指的精细动作。

2.肌张力异常

因不同临床类型而异,痉挛型表现为肌张力增高;肌张力低下型则表现为瘫痪肢体松软,但仍可引出腱反射;而手足徐动型表现为变异性肌张力不全。

3.姿势异常

受异常肌张力和原始反射消失等不同情况影响,患儿可出现多种肢体异常姿势,并因此影响其正常运动功能的发挥。体检中将患儿卧位、直立位以及由仰卧牵拉成坐位时,即可发现瘫痪肢体的异常姿势和非正常体位。

4.反射异常

多种原始反射消失延迟。痉挛型脑瘫患儿腱反射活跃,可引出踝阵挛和阳性 Babinski 征(图 8-2)。

(二)伴随症状和疾病

作为脑损伤引起的共同表现,一半以上脑瘫患儿可能合并智力低下、听力和语言发育障碍,其他如视力障碍、过度激惹、小头畸形、癫痫等。有的伴随症状如流涎、关节脱位则与脑瘫自身的运动功能障碍相关。

(三)头颅影像学检查

脑发育不全最常见部位为颞叶、额叶及脑室周围;其中脑萎缩、头颅出血、胼胝体发育不良、脑积水等较常见,白质软化、巨脑回、皮质裂等少见。头颅影像学无特异性,且严重程度与脑瘫临床表现的严重程度并不一致,不能仅以头颅影像作为脑瘫治疗效果和预后的评价指标。

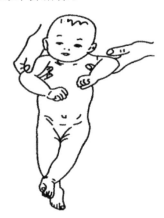

图 8-2　痉挛型脑瘫直立位姿

近年来,国外学者利用 MRI 技术对脑瘫患儿进行影像学研究,报道其 MRI异常在80%~100%之间,MRI 异常表现与脑瘫类型、病因、出生胎龄等均有密切关系。不随意运动型脑瘫异常率 68.2%。早产儿仍以脑室周围 TW_2 相低信号(PVL)改变为主,阳性率达 87%;而足月儿则以双侧丘脑、壳核和苍白球改变为主,与窒息和黄疸有关,异常率仅有 17%。胆红素脑病引起的不随意运动型脑瘫患儿,颅脑 MRI 特征与缺氧性损伤所致者有所不同,前者主要损伤苍白球,后者则主要损伤丘脑和壳核。

三、诊断与鉴别诊断

脑瘫有多种类型,使其临床表现复杂,容易与婴幼儿时期其他神经肌肉性瘫痪相混淆。然而,只要认真问清病史和体格检查,遵循脑瘫的定义,正确确立诊断并不困难。1/2~2/3 的患儿可有头颅 CT、MRI 异常,但正常者不能否定本病的诊断。脑电图可能正常,也可表现异常背景活动,伴有痫性放电波者应注意合并癫痫的可能性。诊断脑瘫同时,需对患儿同时存在的伴随症状和疾病如智力低下、癫痫、语言听力障碍、关节脱位等做出判断,为本病的综合治疗创造条件。

诊断条件:①引起脑瘫的脑损伤为非进行性。②引起运动障碍的病变部位在脑部。③症状在婴儿期出现。④有时合并智力障碍、癫痫、感知觉障碍及其他异常。⑤除外进行性疾病所致的中枢性运动障碍及正常小儿暂时性的运动发育迟缓。

四、治疗

采用损伤、残能、残障的国际分类(ICIDH)和粗大运动功能分类系统(GMF-CS)对脑瘫患儿进行评价,运动障碍与肌张力障碍型脑瘫属于中、重度残疾,患儿的移动运动、手功能、言语、社交技能等随意运动都受到不同程度的影响。目前的治疗措施仍以神经发育学治疗为主,以运动康复为主流,兼顾所有受累功能区以及相关障碍。不但应及早进行物理治疗、作业治疗,而且应重视口运动、进食技能、语言与言语功能的早期干预。

(一)治疗原则

1.早期发现和早期治疗

婴儿运动系统正处发育阶段,早期治疗容易取得较好疗效。

2.促进正常运动发育

抑制异常运动和姿势。

3.采取综合治疗手段

除针对运动障碍外,同时控制其癫痫发作,以阻止脑损伤的加重。对同时存在的语言障碍、关节脱位、听力障碍等也需同时治疗。

4.医师指导和家庭训练相结合

以保证患儿得到持之以恒的正确治疗。

(二)主要治疗措施

物理治疗(PT)主要通过制定治疗性训练方案来实施,常用的技术包括软组织牵拉、抗异常模式的体位性治疗、调整肌张力技术、功能性运动强化训练、肌力和耐力训练、平衡和协调控制、物理因子辅助治疗等等。具体治疗方法有作业治疗、支具或矫形器的应用、语言治疗、心理行为治疗、特殊教育。

(三)药物治疗

目前还没发现治疗脑瘫的特效药物,可用小计量苯海索缓解手足徐动症的多动,改善肌张力;注射肉毒毒素 A 可缓解肌肉痉挛,配合物理治疗可治疗痉挛性脑瘫。

(四)手术治疗

主要用于痉挛型,目的是矫正畸形,恢复或改善肌力与肌张力的平衡。

(五)其他

如高压氧舱、水疗、电疗等。

第四节　重症肌无力

重症肌无力是累及神经肌肉接头处突触后膜上乙酰胆碱受体(Ache)的自身免疫性疾病,临床表现为肌无力,且活动后加重,休息后或给予胆碱酯酶抑制剂后症状减轻或消失。

一、病因及发病机制

重症肌无力发病的基本环节是机体产生对自身乙酰胆碱受体的抗体,使神经肌肉接头处突触后膜上的乙酰胆碱受体破坏,造成神经指令信号不能传给肌肉,使肌肉的随意运转发生障碍,但机体为何产生自身抗体,原因不清楚。临床观察到不少患者胸腺肥大,认为可能与胸腺的慢性病毒感染有关。本病也具有某些遗传学特征,研究发现不同的人群发病率不同,一些人类白细胞抗原(HLA)型的人群发病率高,女性 HLA-A_1B_8 及 DW_3,男性 HLA-A_2B_3 人群发病率明显高于其他人群。

二、临床表现

根据发病年龄和临床特征,本病可分为以下 3 种常见类型。

(一)新生儿一过性重症肌无力

如果母亲患重症肌无力,其所生新生儿中有 1/7 的概率患本症。原因是抗乙酰胆碱受体抗体通过胎盘,攻击新生儿乙酰胆碱受体。患儿出生后数小时或数天出现症状,表现为哭声细弱、吸吮吞咽无力,重者出现呼吸肌无力而呈现缺氧症状。体征有肌肉松弛、腱反射减弱或消失。很少有眼外肌麻痹眼睑下垂症状。有家族史者易于识别。肌内注射新斯的明或依酚氯铵症状立即减轻有特异性识别价值。本病为一过性,多数于 5 周内恢复。轻症不需治疗,重症则应给予抗胆碱酶药物。血浆交换治疗是近年来出现的治疗办法,疗效较好,至于为何重症肌无力母亲所生的新生儿多数无症状,原因可能是新生儿乙酰肌碱受体与母亲的乙酰胆碱受体抗原性不一样,不能被抗体识别而免受攻击。

(二)新生儿先天性重症肌无力

新生儿先天性重症肌无力又名新生儿持续性肌无力,患儿母亲无重症肌无力,本病多有家族史,为常染色体隐性遗传。患儿出生后主要表现为上睑下垂,

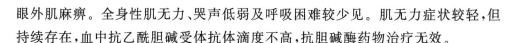

眼外肌麻痹。全身性肌无力、哭声低弱及呼吸困难较少见。肌无力症状较轻,但持续存在,血中抗乙酰胆碱受体抗体滴度不高,抗胆碱酶药物治疗无效。

(三)儿童型重症肌无力

儿童型重症肌无力是最多见的类型。2～3岁为发病高峰,女性多于男性,根据临床特征分为眼肌型、全身型及脑干型。①眼肌型:最多见,单纯眼外肌受累,表现为一侧或双侧眼睑下垂,晨轻暮重,也可表现为眼球活动障碍、复视、斜视等,重者眼球固定。②全身型:有一组以上肌群受累,主要累及四肢,轻者一般活动不受严重影响,仅表现为走路或动作不能持久,上楼梯易疲劳。常伴眼外肌受累,一般无咀嚼、吞咽、构音困难。重者常需卧床、伴有咀嚼、吞咽、构音困难,并可有呼吸肌无力。腱反射多数减弱或消失,少数可正常。无肌萎缩及感觉异常。③脑干型:主要表现为吞咽困难及声音嘶哑,可伴有眼睑下垂及肢体无力。

三、预后

儿童型重症肌无力可自行缓解或缓解与急性发作交替,或缓慢进展。呼吸道感染可诱发本病或使症状加重。据报道眼肌型第1次起病后,约1年患儿自行缓解。以眼肌症状起病者,若2年后不出现其他肌群症状,则一般不再出现全身型症状,预后好。脑干型可致营养不良或误吸,预后较差。呼吸肌严重受累者可至呼吸衰竭而死亡。

四、诊断及鉴别诊断

根据病变主要侵犯骨骼肌及一天内症状的波动性,上午轻、下午重的特点对病的诊断当无困难。同时对用下列检查进一步确诊。

(一)疲劳试验(Jolly试验)

使受累肌肉重复活动后症状明显加重。如嚼肌力弱者可使其重复咀嚼动作30次以上则加重以至不能咀嚼,此为疲劳试验阳性,可帮助诊断。

(二)抗胆碱酯酶药物试验

1.依酚氯铵试验

依酚氯铵0.2 mg/kg或0.5 mg/kg,1分钟后再给,以注射用水稀释1 mL,静脉注射,症状迅速缓解则为阳性。持续10分钟左右又恢复原状。

2.新斯的明试验

甲基硫酸新斯的明0.04 mg/kg(新生儿每次0.1～1.15 mg)肌内注射,20分钟后症状明显减轻则为阳性,可持续 2 小时左右。为对抗新斯的明的毒蕈碱样反应(瞳孔缩小、心动过缓、流涎、多汗、腹痛、腹泻、呕吐等)应准备好肌内注射阿托品。

(三)神经重复频率刺激检查

必须在停用新斯的明 17 小时后进行,否则可出现假阴性。典型改变为低频(2~3 Hz)和高频(10 Hz 以上)重复刺激均能使肌动作电位波幅递减,递减幅度 10% 以上为阳性。80% 的病例低频刺激时呈现阳性反应,用单纤维肌电图测量同一神经支配的肌纤维电位间的间隔时间延长。神经传导速度正常。

(四)AChR 抗体滴度测定

对 MG 的诊断具有特征性意义。90% 以上全身型 MG 病例的血清中 AChR 抗体滴度明显增高(>10 nmol/L),但眼肌型的病例多正常或仅 AChR 抗体滴度轻度增高。

五、治疗

(一)药物治疗

1.抗胆碱酯酶药物

常用者有下列数种。

(1)溴化新斯的明:口服剂量每天 0.5 mg/kg,分为每 4 小时 1 次(5 岁内);每天0.25 mg/kg,分为每4 小时 1 次(5 岁以上)。逐渐加量,一旦出现毒性反应则停止加量。

(2)溴吡斯的明:口服剂量每天 2 mg/kg,分为每 4 小时 1 次(5 岁内);每天 1 mg/kg,分为每 4 小时1 次(5 岁以上)。逐渐加量,一旦出现毒性反应则停止加量。

(3)安贝氯铵:口服剂量(成人)为每次 5~10 mg,每天 3~4 次。

(4)辅助药物如氯化钾、麻黄素等可加强新斯的明药物的作用。

2.皮质类固醇

可选用泼尼松每天 1.5 mg/kg 口服;也有人主张用大剂量冲击疗法,但在大剂量冲击期间有可能出现呼吸肌瘫痪。因此,应做好气管切开、人工呼吸的准备。如症状缓解则可逐渐减量至最小的有效剂量维持治疗,同时应补充钾盐。长期应用者应注意骨质疏松、股骨头坏死等并发症。无论全身型或眼肌型患儿均可一开始即用皮质类固醇治疗,治疗后期可加用抗胆碱酯酶药。

3.免疫抑制剂

可选用硫唑嘌呤或环磷酰胺,应随时检查血常规,一旦发现白细胞数下降低于$3×10^9$/L时应停用上述药物,同时注意肝肾功能的变化。

忌用对神经-肌肉传递阻滞的药物,如各种氨基糖甙类抗生素、奎宁、奎尼丁、普鲁卡因胺、普萘洛尔、氯丙嗪以及各种肌肉松弛剂等。

(二)胸腺组织摘除术

对胸腺增长者效果好。适应证为年轻女性患者,病程短、进展快的病例。对合并胸腺瘤者也有一定疗效。对全身型重症肌无力患儿,目前主张使用。手术后继用泼尼松1年。

(三)放射治疗(以下简称放疗)

如因年龄较大或其他原因不适于做胸腺摘除者可行深部^{60}Co放疗。

(四)血浆置换法

如上述治疗均无效者可选用血浆置换疗法,可使症状迅速缓解,但需连续数周,且价格昂贵,目前尚未推广应用。

(五)危象的处理

一旦发生呼吸肌瘫痪,应立即进行气管切开,应用人工呼吸器辅助呼吸。但应首先确定为何种类型的危象,进而对症治疗。

1.肌无力危象

肌无力危象为最常见的危象,往往由于抗胆碱酯酶药量不足引起。可用依酚氯铵试验证实,如注射后症状明显减轻则应加大抗胆碱酯酶药物的剂量。

2.胆碱能危象

由于抗胆碱酯酶药物过量引起。患者肌无力加重,并出现肌束颤动及毒蕈碱样反应。可静脉注入依酚氯铵2 mg,如症状加重则立即停用抗胆碱酯酶药物,待药物排出后可重新调整剂量,或改用皮质类固醇类药物等其他疗法。

3.反跳危象

出于对抗胆碱酯酶药物不敏感,依酚氯铵试验无反应。此时应停止应用抗胆碱酯酶药物而用输液维持。过一段时间后如对抗胆碱酯酶药物有效时可再重新调整用量,或改用其他疗法。

在危象的处理过程中,保证气管切开护理的无菌操作,雾化吸入,勤吸痰,保持呼吸道通畅,防止肺不张、肺部感染等并发症是抢救成活的关键。

第五节 先天性脑积水

脑积水是儿科常见疾病,因脑脊液容量过多导致脑室扩大、皮层变薄,颅内压升高。先天性脑积水的发生率为(0.9~1.8)/1 000,每年死亡率约为1%。

一、脑脊液产生、吸收和循环

脑脊液的形成是一个能量依赖性的,而非颅内压力依赖性的过程,每天产生450~500 mL,或每分钟产生 0.3~0.4 mL。50%到80%的脑脊液由侧脑室、三脑室和四脑室里的脉络丛产生,其余的20%到50%的脑脊液由脑室的室管膜和脑实质作为脑的代谢产物而产生。

与脑脊液的形成相反,脑脊液的吸收是非能量依赖性的过程,以大流量的方式进入位于蛛网膜下腔和硬膜内静脉窦之间的蛛网膜颗粒内。脑脊液的吸收依赖于从蛛网膜下腔通过蛛网膜颗粒到硬膜静脉窦之间的压力梯度。当颅内压力正常时,脑脊液以 0.3 mL/min 的速率产生,此时脑脊液还没有被吸收。颅内压增高,脑脊液吸收开始,其吸收率与颅内压成比例。此外,还有一些其他的可能存在的脑脊液吸收途径,如淋巴系统、鼻黏膜、鼻旁窦以及颅内和脊神经的神经根鞘,当颅内压升高时,它们也可能参与脑脊液的吸收。

脑脊液的流向是从头端向尾端,流经脑室系统,通过正中孔(Luschka 孔)和左右侧孔(Mágendie 孔)流至枕大池、桥小脑池和脑桥,最后,脑脊液向上流至小脑蛛网膜下腔,经环池、四叠体池、脚间池和交叉池,至大脑表面的蛛网膜下腔;向下流至脊髓的蛛网膜下腔;最后被大脑表面的蛛网膜颗粒吸收入静脉系统。

二、发病机制

脑脊液的产生与吸收失平衡可造成脑积水,脑积水的产生多数情况下是由于脑脊液吸收功能障碍引起。只有脉络丛乳头状瘤,至少部分原因是脑脊液分泌过多引起。脑脊液容量增加引起继发性脑脊液吸收功能损伤,和(或)脑脊液产生过多,导致脑室进行性扩张。部分儿童的脑脊液可通过旁路吸收,从而使得脑室不再进行性扩大,形成静止性或代偿性脑积水。

三、病理表现

脑室通路的阻塞或者吸收障碍使得颅内压力增高,梗阻近端以上的脑室进行性扩张。其病理表现为脑室扩张,通常以枕角最先扩张,皮层变薄,室管膜破裂,脑脊液渗入到脑室旁的白质内,白质受损瘢痕增生,颅内压升高,导致脑疝、昏迷,最终死亡。

四、病因与分类

脑积水的分类是根据阻塞的部位而定。如果阻塞部位是在蛛网膜颗粒以上,则阻塞部位以上的脑室扩大,此时称阻塞性脑积水或非交通性脑积水。例如,导水管阻塞引起侧脑室和三脑室扩大,四脑室没有成比例扩大。相反,如果是蛛网膜颗粒水平阻塞,引起脑脊液吸收障碍,侧脑室、三脑室和四脑室均扩张,蛛网膜下腔脑脊液容量增多,此时的脑积水称为非阻塞性脑积水或交通性脑积水。

(一)阻塞性或非交通性脑积水阻塞部位及病因

1.侧脑室受阻

见于出生前的室管膜下或脑室内出血;出生前、后的脑室内或侧脑室外肿瘤压迫。

2.孟氏孔受阻

常见原因有先天性的狭窄或闭锁,颅内囊肿如蛛网膜下腔或脑室内的蛛网膜囊肿,邻近脑室的脑内脑穿通畸形囊肿和胶样囊肿,肿瘤如下丘脑胶质瘤、颅咽管瘤和室管膜下巨细胞型星型细胞瘤以及血管畸形。

3.导水管受阻

阻塞的原因包括脊髓脊膜膨出相关的 Chiari II 畸形引起的小脑向上通过幕切迹疝出压迫导水管、Galen 静脉血管畸形、炎症或出血引起导水管处神经胶质过多、松果体区肿瘤和斜坡胶质瘤。

4.第四脑室及出口受阻

第四脑室在后颅窝流出道梗阻以及四脑室肿瘤如髓母细胞瘤、室管膜瘤和毛细胞型星形细胞瘤,Dandy-Walker 综合征即后颅窝有一个大的与扩大的四脑室相通的囊肿,造成了流出道梗阻(即 Luschka 侧孔和 Magendie 正中孔的梗阻),以及 Chiari 畸形即由于后颅窝狭小,小脑扁桃体或(和)四脑室疝入到枕骨大孔引起梗阻。

(二)交通性或非阻塞性脑积水阻塞部位及病因

1.基底池水平受阻

梗阻部位可以发生在基底池水平。此时,脑脊液受阻在椎管和脑皮层的蛛网膜下腔,无法到达蛛网膜颗粒从而被吸收。结果侧脑室、三脑室和四脑室均扩大。常见原因有先天性的感染,化脓性、结核性和真菌性感染引起的脑膜炎,动脉瘤破裂引起的蛛网膜下腔出血,血管畸形或外伤,脑室内出血,基底蛛网膜炎,软脑脊膜瘤扩散,神经性结节病和使脑脊液蛋白水平升高的肿瘤。

2.蛛网膜颗粒水平受阻

梗阻部位还可以发生在蛛网膜颗粒水平,原因是蛛网膜颗粒的阻塞或闭锁,导致蛛网膜下腔和脑室的扩大。

3.静脉窦受阻

原因为静脉流出梗阻,如软骨发育不全或狭颅症患者合并有颈静脉孔狭窄,先天性心脏病右心房压力增高患者,以及硬膜静脉窦或上腔静脉血栓的患者。静脉流出道梗阻能引起静脉压升高,最终导致脑皮层静脉引流减少,脑血流量增加,颅内压升高,脑脊液吸收减少,脑室扩张。

另外,还有一种水脑畸形是由于两侧大脑前动脉和大脑中动脉供血的脑组织全部或几乎全部缺失,从而颅腔内充满了脑脊液,而非脑组织。颅腔的形态和硬膜仍旧完好,内含有丘脑、脑干和少量的由大脑后动脉供血的枕叶。双侧的颈内动脉梗阻和感染是水脑畸形的最常见原因。脑电图表现为皮层活动消失。这类婴儿过于激惹,停留在原始反射,哭吵、吸吮力弱,语音及微笑落后。脑脊液分流手术有可能控制进行性扩大的头围,但对于神经功能的改善没有帮助。

五、临床表现

婴儿脑积水表现为激惹、昏睡、生长发育落后、呼吸暂停、心动过缓、反射亢进、肌张力增高、头围进行性增大、前囟饱满、骨缝裂开、头皮薄、头皮静脉曲张、前额隆起、上眼睑不能下垂、眼球向上运动障碍(如两眼太阳落山征)、意识减退、视盘水肿、视神经萎缩引起的视弱甚至失明,以及第3、第4、第6对脑神经麻痹,抬头、坐、爬、讲话、对外界的认知以及体力和智能发育,均较正常同龄儿落后。在儿童,由于颅缝已经闭合,脑积水可以表现为头痛(尤其在早晨)、恶心、呕吐、昏睡、视盘水肿、视力下降、认知功能和行为能力下降、记忆障碍、注意力减退、学习成绩下降、步态改变、两眼不能上视、复视(特别是第6对脑神经麻痹)和抽搐。婴儿和儿童脑积水若有运动障碍可表现为肢体痉挛性瘫痪,以下肢为主,症状轻者双足跟紧张、足下垂,严重时整个下肢肌张力增高,呈痉挛步态。

六、诊断

根据典型症状体征,不难做出脑积水的临床诊断。病史中需注意母亲孕期情况,小儿胎龄,是否用过产钳或胎头吸引器,有无头部外伤史,有无感染性疾病史。应作下列检查,做出全面评估。

(一)头围测量

新生儿测量头围在出生后 1 个月内应常规进行,不仅应注意头围的绝对值,而且应注意生长速度,疑似病例多能从头围发育曲线异常而发现。

(二)B 型超声图像

B 型超声图像为一种安全、实用,且可快速取得诊断的方法,对新生儿很有应用价值,特别是对于重危患儿可在重症监护室操作。通过未闭的前囟,可了解两侧脑室及第 3 脑室大小,有无颅内出血。因无放射线,操作简单,便于随访。

(三)影像学特征

脑积水的颅骨平片和三维 CT 常常显示破壶样外观和冠状缝、矢状缝裂开。CT 和 MRI 常可见颞角扩张,脑沟、基底池和大脑半球间裂消失,额角和第三脑室球形扩张,胼胝体上拱和(或)萎缩以及脑室周围脑实质水肿。

七、鉴别诊断

(一)婴儿硬膜下血肿或积液

多因产伤或其他因素引起,可单侧或双侧,以额顶颞部多见。慢性者,也可使头颅增大,颅骨变薄。前囟穿刺可以鉴别,从硬膜下腔可抽得血性或淡黄色液体。

(二)佝偻病

由于颅骨不规则增厚,致使额骨和枕骨突出,呈方形颅,貌似头颅增大。但本病无颅内压增高症状,而又有佝偻病的其他表现,故有别于脑积水。

(三)巨脑畸形

巨脑畸形是各种原因引起的脑本身重量和体积的异常增加。有些原发性巨脑有家族史,有或无细胞结构异常。本病虽然头颅较大,但无颅内压增高症状,CT 扫描显示脑室大小正常。

(四)脑萎缩性脑积水

脑萎缩可以引起脑室扩大,但无颅高压症状,此时的脑积水不是真正的脑积水。

(五)良性脑外积水(也称婴儿良性轴外积液)

这是一个很少需要手术的疾病,其特征为两侧前方蛛网膜下腔(如脑沟和脑池)扩大,脑室正常或轻度扩大,前囟搏动明显,头围扩大,超过正常儿头围的百分线。良性脑外积水的婴儿颅内压可以稍偏高,由于头围大,运动发育可以轻度落后。其发病机制尚不清楚,可能与脑脊液吸收不良有关。通常有明显的大头家族史。在12到18个月龄间扩大的头围趋于稳定,从而使得身体的生长能够赶上头围的生长。在2~3岁以后,脑外积水自发吸收,不需要分流手术。虽然这一疾病通常不需要手术,但是有必要密切监测患儿的头围、头部CT或超声以及患儿的生长发育,一旦出现颅高压症状或(和)生长发育落后,需要及时行分流手术。

八、处理

治疗的目的是获得理想的神经功能,预防或恢复因脑室扩大压迫脑组织引起的神经损伤。治疗方法为脑脊液分流手术,包括有阀门调节的置管脑脊液分流手术以及内镜三脑室造瘘术,目的是预防因颅内压升高而造成的神经损害。脑积水的及时治疗能改善患儿智力,有效延长生命。只要患有脑积水的婴儿在出生头5个月内做分流手术,就有可能达到较理想的结果。

(一)手术方式的选择

脑积水的治疗方法是手术,手术方式的选择依赖于脑积水的病因。例如,阻塞性脑积水的患者,手术方法是去除阻塞(如肿瘤),交通性脑积水的患者或阻塞性脑积水阻塞部位无法手术去除的患者,需要做脑脊液分流手术,分流管的一端放置在梗阻的近端脑脊液内,另一端放置在远处脑脊液可以吸收的地方。最常用的远端部位是腹腔、右心房、胸膜腔、胆囊、膀胱/输尿管和基底池(如三脑室造瘘),而腹腔是目前选择最多的部位(如脑室腹腔分流术),除非存在腹腔脓肿或吸收障碍。脑室心房分流术是另外一种可以选择的方法。如果腹腔和心房都不能利用,对于7岁以上的儿童,还可以选择脑室胸腔分流术。

(二)分流管的选择

脑脊液分流系统至少包括三个组成部分:脑室端管,通常放置在侧脑室的枕角或额角;远端管,用来将脑脊液引流到远端可以被吸收的地方;以及阀门。传统的调压管通过打开一个固定的调压装置来调节脑脊液单向流动。这种压力调节取决于阀门的性质,一般分为低压、中压和高压。一旦阀门打开,对脑脊液流动产生一个很小的阻力,结果,当直立位时,由于地心引力的作用,可以产生一个很高的脑脊液流出率,造成很大的颅内负压,此过程称为"虹吸现象"。由于虹吸现象可以造成脑脊液分流过度,因此,某些分流管被设计成能限制脑脊液过分流出，尤其是当直立位时。例如，Delta阀（Medtronic PS Medical，Goleta，CA）就是一种标准的振动膜型的压力调节阀，内有抗虹吸装置，用来减少直立位时脑脊液的过度分流。Orbis-Sigma阀（Cordis，Miami）包含一个可变阻力、流量控制系统，当压力进行性升高时，通过不断缩小流出孔达到控制脑脊液过度分流的目的。虽然这一新的阀门被誉为是一种预防过度分流、增进治疗效果的有效装置，然而，最近的随机调查，比较3种分流装置（如普通的可调压阀、Delta阀和Orbis-Sigma阀）治疗儿童脑积水的效果，发现这3种分流装置在分流手术的失败率方面并没有显著性差异。最近又出来两种可编程的调压管，当此种分流管被埋入体内后，仍可在体外重新设置压力，此种分流管被广泛地应用在小儿脑积水上。虽然有大量的各种类型的分流管用于治疗脑积水，但是，至今还没有前瞻性的、随机的、双盲的、多中心的试验证明哪一种分流管比其他分流管更有效。

（三）脑室腹腔分流术

脑室腹腔分流术是儿童脑积水脑脊液分流术的首选。

1.手术指征

出现交通性和非交通性脑积水时可进行手术。

2.手术禁忌证

颅内感染不能用抗菌药物控制者；脑脊液蛋白明显增高者；脑脊液中有新鲜出血者；腹腔内有炎症、粘连，如手术后广泛的腹腔粘连、腹膜炎和早产儿坏死性小肠结肠炎；病理性肥胖者。

3.手术步骤

手术是在气管插管全身麻醉下进行，手术前静脉预防性应用抗生素。患者位置放置在手术床头端边缘，靠近手术者，头放在凝胶垫圈上，置管侧朝外，用凝胶卷垫在肩膀下，使头颈和躯干拉直，以利于打皮下隧道置管。皮肤准备前，先用记号笔根据脑室端钻骨孔置管的位置（如额部或枕部）描出头皮切口，在经过仔细的皮肤准备后，再用笔将皮肤切口重新涂描一遍。腹部切口通常在右上腹或腹中线剑突下2～3横指距离。铺消毒巾后，在骨孔周边切开一弧形切口，掀开皮瓣，切开骨膜，颅骨钻孔，电凝后，打开硬脑膜、蛛网膜和软脑膜。

接着，切开腹部切口，打开进入腹腔的通道，轻柔地探查证实已进入腹腔。用皮下通条在头部与腹部切口之间打一皮下通道，再把分流装置从消毒盒中取出，浸泡在抗生素溶液中，准备安装入人体内。分流管远端装置包括阀门穿过皮下隧道并放置在隧道内，隧道外管道用浸泡过抗生素的纱布包裹，避免与皮肤接触。接着，根据术前CT测得的数据，将分流管插入脑室预定位置并有脑脊液流出,再将分流管剪成需要的长度,与阀门连接,用 0 号线打结,固定接口。然后,提起远端分流管,证实有脑脊液流出后,将管毫无阻力地放入到腹腔内。抗生素溶液冲洗伤口后,二层缝合伤口,伤口要求严密缝合,仔细对合,最后用无菌纱布覆盖。有条件的单位还可以在超声或(和)脑室镜的引导下,将分流管精确地插入到脑室内理想的位置。脑室镜还能穿破脑室内的隔膜,使脑脊液互相流通。

4.分流术后并发症的处理

(1)机械故障:近端阻塞(即脑室端管道阻塞)是分流管机械障碍的最常见原因。其他原因包括分流管远端的阻塞或分流装置其他部位的阻塞(如抗虹吸部位的阻塞);腹腔内脑脊液吸收障碍引起的大量腹水,阻止了脑脊液的流出;分流管折断;分流管接口脱落;分流管移位;远端分流管长度不够;近端或远端管道位置放置不妥当。当怀疑有分流障碍时,需做头部 CT 扫描,并与以前正常时的头部 CT 扫描相比较,以判断是否脑室扩大。同时还需行分流管摄片,判断分流管接口是否脱落、断裂,脑室内以及整个分流管的位置、远端分流管的长度,以及是否分流管移位。

(2)感染:分流管感染发生率为 $2\%\sim8\%$。感染引起的后果是严重的,包括智力和局部神经功能损伤、大量的医疗花费,甚至死亡。大多数感染发生在分流管埋置术后的头 6 个月,约占 90%,其中术后第一个月感染的发生率为 70%。最常见的病原菌为葡萄球菌,其他为棒状杆菌、链球菌、肠球菌、需氧的革兰氏阴性杆菌和真菌。6 个月以后的感染就非常少见。由于大多数感染是因为分流管与患者自身皮肤接触污染引起,所以手术中严格操作非常重要。

分流术后感染包括伤口感染并累及分流管、脑室感染、腹腔感染和感染性假性囊肿。感染的危险因素包括小年龄、皮肤条件差、手术时间长、开放性神经管缺陷、术后伤口脑脊液漏或伤口裂开、多次的分流管修复手术以及合并有其他感染。感染的患者常有低热,或有分流障碍的征象,还可以有脑膜炎、脑室内炎症、腹膜炎或蜂窝织炎的表现。临床表现为烦躁、头痛、恶心和呕吐、昏睡、食欲减退、腹痛、分流管处皮肤红肿、畏光和颈强直。头部 CT 显示脑室大小可以有改变或无变化。

一旦怀疑分流感染,应抽取分流管内的脑脊液化验,做细胞计数和分类,蛋白、糖测定,革兰氏染色、培养,以及药物敏感试验。脑脊液送化验后,开始静脉应用广谱抗生素。患者还必须接受头部 CT 扫描,头部 CT 能显示脑室端管子的位置、脑室的大小和内容物,包括在严重的革兰氏阴性菌脑室炎症时出现的局限性化脓性积液。如果患者主诉腹痛或有腹胀表现,还需要给予腹部 CT 或超声检查,以确定是否腹腔内脑脊液假性囊肿。另外,还有必要行外周血白细胞计数和血培养,因为分流感染的患者常有血白细胞计数升高和血培养阳性。

如果脑脊液检查证实感染,需手术拔除分流管,脑室外引流并留置中心静脉,全身合理抗生素应用,直到感染得到控制,新的分流管得到重新安置。

(3)过度分流:多数分流管无论是高压还是低压都会产生过度分流。过度分流能引起硬膜下积血、低颅内压综合征或脑室裂隙综合征。硬膜下积血是由于脑室塌陷,致使脑皮层从硬膜上被牵拉下来,桥静脉撕裂出血引起。虽然硬膜下血肿能自行吸收无须治疗,但是,对于有症状的或进行性增多的硬膜下血肿仍需手术,以利于脑室再膨胀。除了并发硬膜下血肿,过度分流还能引起低颅压综合征,产生头痛、恶心、呕吐、心动过快和昏睡,这些症状在体位改变时尤其容易发生。低颅压综合征的患者,当患者呈现直立位时,会引起过度分流,造成颅内负压,出现剧烈的体位性头痛,必须躺下才能缓解。如果症状持续存在或经常发作并影响正常生活、学习,就需要行分流管修复术,重新埋置一根压力较高的分流管,或抗虹吸管或者压力较高的抗虹吸分流管。

过度分流也还能引起裂隙样脑室,即在放置了分流管后,脑室变得非常小或呈裂隙样。在以前的回顾性研究中,裂隙脑的发生率占80%,有趣的是88.5%的裂隙脑的患者可以完全没有症状,而在11.5%有症状的患者中,仅6.5%的患者需要手术干预。裂隙脑综合征的症状偶尔发生,表现为间断性的呕吐、头痛和昏睡。影像学表现为脑室非常小,脑室外脑脊液间隙减少,颅骨增厚,没有颅内脑脊液积聚的空间。此时,脑室壁塌陷,包绕并阻塞脑室内分流管,使之无法引流。最后,脑室内压力升高,脑室略微扩大,分流管恢复工作。由于分流管间断性的阻塞工作,引起升高的颅内压波动,造成神经功能急性损伤。手术方法包括脑室端分流管的修复,分流阀压力上调以增加阻力,增加抗虹吸或流量控制阀,分流管同侧的颞下去骨瓣减压。

(4)孤立性第四脑室扩张:脑积水侧脑室放置分流管后,有时会出现孤立性第四脑室扩张,这在早产儿脑室内出血引起的出血后脑积水尤其容易发生,感染后脑积水或反复分流感染/室管膜炎也会引起。这是由于第四脑室入口与出口梗阻,闭塞的第四脑室产生的脑脊液使得脑室进行性扩大,出现头痛、吞咽困难、低位颅神经麻痹、共济失调、昏睡、恶心、呕吐。婴儿可有长吸式呼吸和心动过缓。对于有症状的患者,可以另外行第四脑室腹腔分流术。然而,当脑室随着脑脊液的引流而缩小时,脑干向后方正常位置后移,结果,第四脑室内的分流管可能会碰伤脑干。另外,大约40%的患者术后1年内需要再次行分流管修复术。

还有一种治疗方法是进行枕下开颅的开放性手术,将第四脑室与蛛网膜下腔和基底池打通,必要时还可以同时再放置一根分流管在第四脑室与脊髓的蛛网膜下腔。近年来,内镜手术又备受推崇,即采用内镜下导水管整形术和放置支撑管的脑室间造瘘术,以建立孤立的第四脑室与幕上脑室系统之间的通路。

(四)内镜三脑室造瘘术

1.手术指证

某些类型的阻塞性脑积水,如导水管狭窄以及松果体区、后颅窝区肿瘤或囊肿引起的阻塞性脑积水。

2.禁忌证

交通性脑积水。另外,<1岁的婴幼儿成功率很低,手术需慎重。对于存在有病理改变的患者,成功率也很低,如肿瘤、已经做过分流手术、曾有过蛛网膜下腔出血、曾做过全脑放疗以及显著的第三脑室底瘢痕增生,其成功率仅为20%。

3.手术方法

第三脑室造瘘术方法是在冠状缝前中线旁2.5～3 cm额骨上钻一骨孔,将镜鞘插过孟氏孔并固定,以保护周围组织,防止内镜反复进出时损伤脑组织。硬性或软性内镜插入镜鞘,通过孟氏孔进入第三脑室,在第三脑室底中线处,乳头小体开裂处前方造瘘,再用2号球囊扩张管通过反复充气和放气将造瘘口扩大。造瘘完成后,再将内镜伸入脚间池,观察蛛网膜,确定没有多余的蛛网膜阻碍脑脊液流入蛛网膜下腔。

4.并发症及处理

主要并发症为血管损伤继发出血。其他报道的并发症有心脏暂停、糖尿病发作、抗利尿激素不适当分泌综合征、硬膜下血肿、脑膜炎、脑梗死、短期记忆障碍、感染、周围相邻脑神经损伤(如下丘脑、腺垂体、视交叉)以及动脉损伤引起的术中破裂出血或外伤后动脉瘤形成造成的迟发性出血。动态MRI可以通过评价脑脊液在第三脑室造瘘口处的流通情况而判断造瘘口是否通畅。如果造瘘口不够通畅,有必要行内镜探查,尝试再次行造瘘口穿通术,若原造瘘口处瘢痕增生无法再次手术穿通,只得行脑室腹腔分流术。

九、结果和预后

未经治疗的脑积水预后差,50%的患者在3岁前死去,仅20%到23%能活到成年。活到成年的脑积水患者中,仅有38%有正常智力。脑积水分流技术的发展使得儿童脑积水的预后有了很大的改善。许多做了分流手术的脑积水儿童可以有正常的智力,参加正常的社会活动。50％到55％脑积水分流术的儿童智商超过80。癫痫常预示着脑积水分流术的儿童有较差的智力。分流并发症反复出现的脑积水儿童预后差。

第六节　脑　脓　肿

脑脓肿是指各种病原菌侵入颅内引起感染,并形成脓腔,是颅内一种严重的破坏性疾病。脑脓肿由于其有不同性质的感染、又生长于不同部位,故临床上表现复杂,患者可能是婴幼儿或老年,有时有危重的基础疾病,有时又有复杂的感染状态,因此,对脑脓肿的判断,采用什么方式治疗,以何种药物干扰菌群等,许多问题值得探讨。

一、流行病学趋向

在21世纪开始之初,有人将波士顿儿童医院的神经外科资料,对比了20年前脑脓肿的发病、诊断和疗效等一些问题,研究其倾向性的变化。他们把1981—2000年的54例脑脓肿和1945—1980年的病例特点进行了比较,发现婴儿病例从7％增加到22％,并证实以前没有的枸橼酸杆菌和真菌性脑脓肿,前者现在见于新生儿,后者则是免疫抑制患者脑脓肿的突出菌种。过去的鼻窦或耳源性脑脓肿从26％下降到现在的11％,总的病死率则呈平稳下降,从27％降至24％(Goodkin等2004)。

一方面,AIDS患者的神经系统弓形虫病报道更多,其中少数也形成脑脓肿,甚至出现多发性脑脓肿。这表明一些原属于机会性或条件性致病菌(病原生物)现在变得更为活跃。另一方面,在广谱抗生素和激素的广泛使用中,耐药人群普遍增加,同时,大量消耗病、恶性病患者的免疫功能受损、吸毒人群增加等,脑脓肿的凶险因素在增加,脑脓肿菌群变化的概率也在上升。

二、病原学

(一)脑脓肿病菌的变化

脑脓肿的病原生物虽有细菌、真菌和原虫,但主要病原是细菌。在过去50年中,脑脓肿的致病菌有较大的变化,抗生素应用以前,金黄色葡萄球菌占

25％～30％,链球菌占 30％,大肠埃希菌占 12％。20 世纪 70 年代葡萄球菌感染下降,革兰氏阴性杆菌上升,细菌培养阴性率 50％以上。认为此结果与广泛应用抗生素控制较严重的葡萄球菌感染有关。国内的这方面变化也类似。天津科研人员调查,从1980—2000 年的细菌培养阳性率依次为链球菌 32％,葡萄球菌 29％,变形杆菌 28％,与 1952—1979 年的顺序正好相反,主要与耳源性脑脓肿减少有关。

其次,20 世纪 80 年代以来厌氧菌培养技术提高,改变了过去 50％培养阴性的结果。北京研究人员曾统计脑脓肿 16 例,其中厌氧菌培养阳性 9 例,未行厌氧菌培养 7 例,一般细菌培养都阴性。厌氧菌培养需及时送检,注意检验方法。目前,实际培养阳性率仍在 48％～81％。

(二)原发灶与脑脓肿菌种的关系

原发灶的病菌是脑脓肿病菌的根源。脑脓肿的菌种繁多,南非最近一组 121 例脓液培养出细菌33 种,50％混合型。但各种原发灶的病菌有常见的范围。耳鼻源性脑脓肿以链球菌和脆弱类杆菌多见;心源性则以草绿色链球菌、厌氧菌、微需氧链球菌较多;肺源性多见的是牙周梭杆菌、诺卡菌和拟杆菌;外伤和开颅术后常是金黄色葡萄球菌、表皮葡萄球菌及链球菌(表 8-3)。事实上,混合感染和厌氧感染各占 30％～60％。

表 8-3　原发灶、病原体、入颅途径及脑脓肿定位

原发灶、感染途径	主要病菌	脑脓肿定位
一、邻近接触为主		
1.中耳、乳突炎;邻近接触;血栓静脉炎逆行感染	需氧或厌氧链球菌;脆弱类杆菌(厌氧);肠内菌丛	颞叶(多)、小脑(小)(表浅、单发多);远隔脑叶或对侧
2.筛窦、额窦炎(蝶窦炎)	链球菌;脆弱类杆菌(厌氧);肠菌、金黄色葡萄球菌、嗜血杆菌	额底、额板(垂体、脑干、颞叶)
3.头面部感染(牙、咽、皮窦)(骨髓炎等)	混合性,牙周梭杆菌;脆弱类杆菌(厌氧);链球菌	额叶多(多位)
二、远途血行感染		
1.先天性心脏病(心内膜炎)	草绿链球菌,厌氧菌;微需氧链球菌(金黄色葡萄球菌、溶血性链球菌)	大脑中动脉分布区(可见各种部位)深部,多发,囊壁薄
2.肺源性感染(支扩、脓胸等)	牙周梭杆菌、放线菌拟杆菌、链球菌星形诺卡菌	同上部位

续表

原发灶、感染途径	主要病菌	脑脓肿定位
3.其他盆腔、腹腔脓肿	肠菌、变形杆菌混合	同上部位
三、脑膜开放性感染		
1.外伤性脑脓肿	金黄色葡萄球菌、表皮葡萄球菌	依异物、创道定位
2.手术后脑脓肿	链球菌、肠内菌群、梭状芽孢杆菌	CSF瘘附近
四、免疫源性脑脓肿		
1.AIDS、恶性病免疫抑制疗等	诺卡菌、真菌、弓形虫、肠内菌群	似先心病
2.新生儿	枸橼酸菌、变形杆菌	单或双额(大)
五、隐源性脑脓肿	链球菌、葡萄菌、初油酸菌	大脑、鞍区、小脑

(三)病原体入颅途径和脑脓肿定位规律

1.邻近结构接触感染

(1)耳源性脑脓肿:中耳炎经鼓室盖、鼓窦、乳突内侧硬膜板入颅,易形成颞叶中后部、小脑侧叶前上部脓肿最为多见。以色列一组报道,15年28例中耳炎的颅内并发症8种,依次是脑膜炎、脑脓肿、硬膜外脓肿、乙状窦血栓形成、硬膜下脓肿、静脉窦周脓肿、横窦和海绵窦血栓形成。表明少数可通过逆行性血栓性静脉炎,至顶叶、小脑蚓部或对侧深部白质形成脓肿。

(2)鼻窦性脑脓肿:额窦或筛窦炎易引起硬膜下或硬膜外脓肿,或额极、额底脑脓肿。某医院1例小儿筛窦炎引起双眶骨膜下脓肿,后来在MRI检查发现脑脓肿,这是局部扩散和逆行性血栓性静脉炎的多途径入颅的实例。蝶窦炎偶尔可引起垂体、脑干、颞叶脓肿。

(3)头面部感染引起:颅骨骨髓炎、先天性皮窦、筛窦骨瘤、鼻咽癌等可直接伴发脑脓肿;牙周脓肿、颌面部蜂窝织炎、腮腺脓肿等可以通过面静脉与颅内的吻合支;板障静脉或导血管的逆行感染入颅。斯洛伐尼亚1例患者换乳牙时自行拔除,导致了脑脓肿。

2.远途血行感染

(1)细菌性心内膜炎:由菌栓循动脉扩散入颅。

(2)先天性心脏病:感染栓子随静脉血不经肺过滤而直接入左心转入脑。

(3)发绀型心脏病:易有红细胞增多症,血黏度大,感染栓子入脑易于繁殖。此类脓肿半数以上为多发、多房,少数呈痫性,常在深部或大脑各叶,脓肿相对壁薄,预后较差。

(4)肺胸性感染:如肺炎、肺脓肿、支气管扩张、脓胸等,其感染栓子扩散至肺部毛细血管网,可随血流入颅。

(5)盆腔脓肿:可经脊柱周围的无瓣静脉丛,逆行扩散到椎管内静脉丛再转入颅内。最近,柏林1例肛周脓肿患者,术后1周出现多发性脑脓肿,探讨了这一感染途径。

3.脑膜开放性感染

外伤性脑脓肿和开颅术后脑脓肿属于这一类。外伤后遗留异物或脑脊液瘘时,偶尔会并发脑脓肿,常位于异物处、脑脊液瘘附近或在创道的沿线。

4.免疫源性脑脓肿

自从1981年发现AIDS的病原以来,其普遍流行的程度不断扩大,影响全球。一些AIDS患者继发的机会性感染,特别是细菌、真菌、放线菌以及弓形虫感染造成的单发或多发性脑脓肿,日渐增多,已见前述。这不仅限于AIDS,许多恶性病和慢性消耗病如各种白血病、中晚期恶性肿瘤、重型糖尿病、顽固性结核病等,其机体的免疫力低下,尤其在城市患者的耐药菌种不断增加,炎症早期未能控制,导致脑脓肿形成的观察上升。

5.隐源性脑脓肿

临床上找不到原发灶。此型有增加趋势。天津一组长期对照研究,本型已从过去10%上升到42%,认为与抗生素广泛应用和标本送检中采取、保存有误。一般考虑还是血源性感染,只是表现隐匿。另外,最近欧美、亚洲都有一些颅内肿瘤伴发脑脓肿的报道,似属隐源性脑脓肿。

鞍内、鞍旁肿瘤合并脓肿,认为属窦源性;矢状窦旁脑肿瘤,暗示与窦有关;1例颞极脑膜瘤的瘤内、瘤周白质伴发脓肿,术后培养出B型链球菌和冻链球菌,与其最近牙槽问题有关,可能仍为血行播散;小脑转移癌伴发脓肿,曾有2例分别培养出初油酸菌、凝固酶阴性型葡萄球菌,其中1例,尸检证实为肺癌。

三、病理学基础

脑脓肿的形成在细菌毒力不同有很大差异。斯坦福大学的Britt Enrmann等分别以需氧菌(α-溶血性链球菌)和厌氧混合菌群(脆弱类杆菌和能在厌氧条件下生长的表皮葡萄球菌)做两种实验研究,并以人的脑脓肿结合CT和临床进行系统研究。认为脑肿瘤的分期系自然形成将各期紧密相连而重点有别,但影响因素众多,及早而有效的药物可改变其进程。

(一)需氧菌脑脓肿四期的形成和发展

1.脑炎早期(1~3天)

化脓性细菌接种后,出现局限性化脓性脑炎,血管出现脓性栓塞,局部炎性

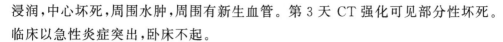

浸润,中心坏死,周围水肿,周围有新生血管。第3天CT强化可见部分性坏死。临床以急性炎症突出,卧床不起。

2.脑炎晚期(4～9天)

坏死中心继续扩大,炎性浸润以吞噬细胞,第5天出现成纤维细胞,并逐渐成网包绕坏死中心。第7天周围新生血管增生很快,围绕着发展中的脓肿。CT第5天可见强化环,延迟CT,10～15分钟显强化结节。临床有缓解。

3.包囊早期(10～13天)

10天形成薄囊,脑炎减慢,新生血管达最大程度,周围水肿减轻,反应性星形细胞增生,脓肿孤立。延迟CT的强化环向中心弥散减少。

4.包囊晚期(14天以后)

包囊增厚,囊外胶质增生显著,脓肿分5层。①脓腔。②成纤维细胞包绕中心。③胶原蛋白囊。④周围炎性浸润及新生血管。⑤星形细胞增生,脑水肿。延迟强化CT增强剂不弥散入脓腔。临床突显占位病变。

(二)厌氧性脑脓肿的三期

从厌氧培养的专门技术发现,脑脓肿的脓液中厌氧菌的数量大大超过需氧菌。脆弱类杆菌是最常见的责任性厌氧菌,是一个很容易在人体内形成脓肿和造成组织破坏的细菌。过去从鼻旁窦、肺胸炎症、腹部炎症所造成的脑脓肿中分离出此细菌,但最多是从耳源性脑脓肿中分离出来的,其毒力很大,显然不同于上述需氧性链球菌。

1.脑炎早期(1～3天)

这一厌氧混合菌组接种实验动物后,16只狗出现致命感染,是一种暴发性软脑膜炎,甚至到晚期都很重。其中25%是广泛性化脓性脑炎,其邻近坏死中心的血管充血及血管周围出血,或血栓形成,周围积存富含蛋白的浆液及脑炎早期的脑坏死和广泛脑水肿。

2.脑炎晚期(4～9天)

接着最不同的是坏死,很快,脑脓肿破入脑室占25%(4～8天),死亡达56%(9/16),这在过去链球菌性脑脓肿的模型中未曾见到,表明其危害性和严重性。

3.包囊形成(10天以后)

虽然在第5天也出现成纤维细胞,但包囊形成明显延迟,3周仍是不完全性包囊,CT证实,故研究人员在包囊形成阶段不分早晚期,研究的关键是失控性感染。另外,脆弱类杆菌属内的几个种,能产生8-内酰胺酶,可以抗青霉素,应引起临床医师的重视。

四、临床表现

脑脓肿的症状和体征差别很大,与原发病的病情、脑脓肿的病期、脑脓肿的部位、脑脓肿的数目、病菌的毒力,宿主的免疫状态均有关。

(一)原发病的变化

脑脓肿都是在常见原发病的基础上产生的,故在耳咽鼻喉、头面部、心、肺及其他部位的感染,或脓肿后出现脑膜刺激症状,就应提高警惕,特别应该引起重视的如原来流脓的中耳炎突然停止流脓,应注意发生有脓入颅内的可能性。

(二)急性脑膜脑炎症状

任何脑脓肿都是从脑膜脑炎开始,最早可表现为头痛伴发高热,甚至寒战等全身不适和颈部活动受限。突出的头痛可占 70%～95%,常为病侧更痛,局部叩诊时有定位价值,更多的是全头痛,药物难以控制。半数患者可伴颅内压增高,表现尚有恶心、呕吐。常有嗜睡和卧床不起。

(三)脑脓肿的局灶征

在脑脓肿取代脑膜脑炎的过程中,体温下降,精神好转,不数天,因脓肿的扩大,又再次卧床不起。一方面头痛加重、视盘水肿、烦躁或反应迟钝;另一方面局灶性神经体征突出,50%～80%出现偏瘫、语言障碍、视野缺损、锥体束征或共济失调的小脑病变特征。依脓肿所在部位突出相应额、顶、枕、颞的局灶征,少部分患者出现癫痫,极少数脑干脓肿可表现在本侧颅神经麻痹、对侧锥体束征。发生率依次为脑桥、中脑、延脑。近年增多的不典型"瘤型"脑脓肿可达 14%,过去起伏两周的病期,可延缓至数月,大部分被误诊为胶质瘤,值得注意。

(四)脑脓肿的危象

1.脑疝综合征

脑疝是脑脓肿危险阶段的临界信号,都是脑脓肿增大到一定体积时脑组织横形或纵形移位,脑干受压使患者突然昏迷或突然呼吸停止而致命。关键是及早处理脑脓肿,识别先兆症状和体征,避免使颅内压增高的动作,避免不适当的操作,特别要严密和善于观察意识状态。必要时应积极锥颅穿刺脓肿或脑室,迅速减压。

2.脑脓肿破裂

脑脓肿的脑室面脓肿壁常较薄,在不适当的穿刺,或穿透对侧脓壁,或自发性破裂,破入脑室或破入蛛网膜下腔,出现反应时,立即头痛、高热、昏迷、角弓反

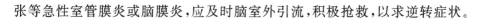

张等急性室管膜炎或脑膜炎,应及时脑室外引流,积极抢救,以求逆转症状。

五、特殊检查

(一)CT 和 MRI

1.脑炎早晚期(不足 9 天)

(1)CT 平扫:1～3 天,就出现低密度区,但可误为正常。重复 CT 见低密度区扩大。CT 增强:3 天后即见部分性强化环。

(2)MRI 长 T_2 的高信号较长 T_1 的低信号水肿更醒目。4～9 天,CT 见显著强化环。延迟 CT(30～60 秒)强化剂向中心弥散,小的脓肿显示强化结节。

2.包囊晚期(超过 10 天)

CT 平扫,低密度区边缘可见略高密度的囊壁,囊外为水肿带。MRI T_1 见等信号囊壁,囊壁内外为不同程度的长 T_1;T_2 的低信号囊壁介于囊壁内外的长 T_2 之间,比 CT 清晰。CT 增强,见强化囊壁包绕脓腔;延迟 CT(30～60 秒),强化环向中央弥散减少,14 天以后不向中央弥散。T_1 用Gd-DTPA 增强时,强化囊壁包囊绕脓腔比 CT 反差更明显。

3.人类脑脓肿的 CT 模式

早年 8 例不同微生物所致人类脑脓肿的 CT 模式可供参考。上述图形各取自系列 CT 扫描之一,但处于脑脓肿的不同阶段。①不同微生物:细菌性脑脓肿(A、D、E、G、H);真菌性脑脓肿(C、F);原虫性脑脓肿(B)。②不同时期:脑炎早期(A、B、C);脑炎晚期(D);包囊早期(E、F);包囊晚期(G、H)。③不同数量:单发脑脓肿(D～G);多发脑脓肿(A～C,H)。④各种脑脓肿:星形诺卡菌脑脓肿(A);弓形虫性脑脓肿(B);曲霉脑脓肿(C);肺炎球菌脑脓肿(D);微需氧链球菌脑脓肿(E);红花尖镰孢霉脑脓肿(F);牙周梭杆菌脑脓肿(G);分枝杆菌,绿色链球菌,肠菌性多发性后颅凹脑脓肿(H)。

(二)DWI 及 MRS

1.弥散加权磁共振扫描(DWI)

脑脓肿的诊断有时与囊性脑瘤混淆。近年来,有多篇报道用 DWI 来区别。土耳其一组研究人员收集脑脓肿病例 19 例,其中 4 例 DWI 是强化后高信号,由于水分子在脓液和囊液的弥散系数(ADC)明显不同,脓液的 ADC 是低值,4 例平均为(0.76±0.12)mm/s;8 例囊性胶质瘤和 7 例转移瘤的 DWI 是低信号,ADC 是高值,分别为(5.51±2.08)mm/s 和(4.58±2.19)mm/s,($P=0.003$)。当脓液被引流后 ADC 值升高,脓肿复发时 ADC 值又降低。

2.磁共振波谱分析(MRS)

这是利用磁共振原理测定组织代谢产物的技术。脑脓肿和囊肿都可以检出乳酸,许多氨基酸是脓液中粒细胞释放蛋白水解酶,使蛋白水解成的终产物;而胆碱又是神经脂类的分解产物,因此,MRS检出后两种即标志着脓肿和肿瘤的不同成分。印度一组研究显示:42例脑部环状病变,用DWI、ADC和质子MRS(PMRS)检查其性质。结果,29例脑脓肿的ADC低值小于(0.9 ± 1.3)mm/s,PMRS出现乳酸峰和其他氨基酸峰(琥珀酸盐、醋酸盐、丙氨酸等);另23例囊性肿瘤的ADC高值(1.7 ± 3.8)mm/s,PMRS出现乳酸峰及胆碱峰,表明脓肿和非脓肿显然不同。

(三)其他辅助检查

(1)周围血常规:白细胞计数、血沉、C反应蛋白升高,属于炎症。

(2)脑脊液:白细胞计数轻度升高;蛋白升高显著是一特点。有细胞蛋白分离趋势。

(3)X线CR片:查原发灶。过去应用的脑血管造影、颅脑超声波、同位素扫描等现已基本不用。

六、诊断及特殊类型脑脓肿

典型的脑脓肿诊断不难,一个感染的病史,近期有脑膜脑炎的过程,发展到颅内压增高征象和局灶性神经体征,加上强化头颅CT和延时CT常可确诊。必要时可做颅脑MRI及Gd-DTPA强化。对"瘤型"脑脓肿,在条件好的单位可追加DWI、MRS进一步区别囊型脑瘤。条件不够又病情危重则有赖于直接穿刺或摘除,以达诊治双重目标。脑结核瘤,都有脑外结核等病史,可以区别。耳源性脑积水、脓性迷路炎都有耳部症状,无脑病征,CT无脑病灶。疱疹性局限性脑炎,有时突然单瘫,CT可有低密度区,但范围较脓肿大,CSF以淋巴增高为主,无中耳炎等病灶,必要时活检区别。

鉴于病原体的毒力、脑脓肿形成的快慢、患者的抵抗力等有很大差异,特别是近年一些流行病学的新动向,简单介绍几种特殊类型的脑脓肿,便于加深对某些特殊情况的考虑和鉴别。

(一)硬脑膜下脓肿

脑膜瘤是脑瘤的一种,硬脑膜下脓肿也应该是脑脓肿的一种,但毕竟脓肿是在硬膜下腔,由于这一解剖特点脓液可在腔内自由发展,其速度更快,常是暴发性临床表现,很快恶化,在1949年前悉数死亡,是脑外科一种严重的急症。

硬膜下脓肿 2/3 由鼻窦炎引起,多见于儿童。最近,澳洲一组报道显示 10 年内颅内脓肿 46 例,儿童硬膜下脓肿 20 例(43%),内含同时伴脑脓肿者 4 例。

典型症状是鼻窦炎、发热、神经体征的三联征。鼻窦炎所致者眶周肿胀($P=0.005$)和畏光($P=0.02$)。意识变化于 24～48 小时占一半,头痛、恶心、呕吐常见,偏瘫、失语、局限性癫痫突出,易发展到癫痫持续状态,应迅速抗痫,否则患儿很快恶化。诊断基于医师的警觉,CT 可能漏诊,MRI 冠状位、矢状位能见颅底和突面的新月形 T_2 高信号灶更为醒目。英国 66 例的经验主张开颅清除,基于:①开颅存活率高,该开颅组 91% 存活,钻颅组 52% 存活。②钻颅残留脓多,他们在 13 例尸检中 6 例属于鼻窦性,其中双侧 3 例,在纵裂、枕下、突面、基底池周围 4 个部位残留脓各 1 例。另 1 例耳源性者脓留于颅底、小脑桥脑角和多种部位。③开颅便于彻底冲洗,他们提出,硬膜下脓液易凝固,超 50% 是厌氧菌和微需氧链球菌混合感染,含氯霉素 1 g/50 mL 的生理盐水冲洗效果较好。另外,有医师认为症状出现后 72 小时内手术者,终残占 10%;而 72 小时以后手术者,70% 非残即死。有一种"亚急性术后硬膜下脓肿",常在硬膜下血肿术后伴发感染,相当少见。

(二)儿童脑脓肿

儿童由于其抵抗力弱,一旦发生脑脓肿较成人更危险。一般 15 岁以下的小儿占脑脓肿总数的 1/3 或小半。据卡拉其 Atig 等的报道儿童脑脓肿的均龄在 5.6±4.4 岁;北京一组病例显示:平均为 6.68 岁,<10 岁可占 4/5,两组结果类似。以上两组均以链球菌为主。

儿童脑脓肿的表现为发热、呕吐、头痛和癫痫的四联征。北京组查见视盘水肿占 85%,显示儿童的颅内压增高突出,这与小儿病程短(平均约 1 个月);脓肿发展快,脓肿体积大有关(3～5 cm 占 50%;>5～7 cm 占 32%;>7 cm 占 18%)。另外,小儿脑脓肿多见的是由发绀型先天性心脏病等血行感染引起,可占 37%。加上儿童头面部感染、牙、咽等病灶多从吻合静脉逆行入颅以及肺部感染,或败血症在 Atig 组就占 23%,故总的血源性脑脓肿超过 50%,因而多发性脑脓肿多达 30%～42%,这就比较复杂。总之,由于小儿脑脓肿的自限能力差,脓肿体积大,颅内压高,抵抗力又弱等特点,应强调早诊早治。方法以简单和小儿能承受的为主。手术切除在卡拉其的 30 例中占 6 例,但 5 例死亡。故决定处理方式应根据经验、技术条件、患者情况等全面考虑。

(三)新生儿脑脓肿

新生儿脑脓肿在 100 年前已有报道,但在 CT 启用后发现率大增。巴黎研究人员一次报道新生儿脑脓肿 30 例,90％为变形杆菌和枸橼酸菌引起。有人认为此种新生儿脑脓肿是上述两菌所致的白质坏死性血管炎,脑坏死是其特殊表现。另外,此种新生儿脑脓肿的 67％(20/30)伴广泛性脑膜炎,43％(13/30)伴败血症。由于脑膜炎影响广泛,所以较一般儿童脑脓肿(链球菌、肠内菌引起)更为严重。

新生儿脑脓肿在生后 7 天发病占 2/3(20/30),平均 9 天(1～30 天)。癫痫为首发症状占 43％,感染首发占 37％,而急性期癫痫增多达 70％(21/30),其中呈持续状态占 19％(4/21),说明其严重性。脑积水达 70％(14/20),主要是脑膜炎性交通性脑积水。CT 扫描 28 例中多发性脑脓肿 17(61％),额叶22(79％),其中单侧 12 例,双侧 10 例,大多为巨大型,有 2 例贴着脑室,伸向整个大脑半球。

处理:单纯用药物治疗 5 例,经前囟穿吸注药 25 例(83％)。经前囟穿吸注药一次治疗 56％(14/25),平均 2 次(1～6 次)。其中月内穿刺 15 例(60％),仅 20％合并脑积水;月后穿刺 10 例,内 70％合并脑积水。单纯用药 5 例(不穿刺),其中 4 例发展成脑积水。上述巴黎的 30 例中,17 例超过 2 年的随访,只有4 例智力正常,不伴发抽风。CT 扫描显示其他患者遗留多种多样的脑出血、梗死和坏死,均属于非穿刺组。从功能上看,早穿刺注药者预后好,不穿刺则差。关于用药,新型头孢菌素＋氨基糖苷的治疗方案是重要改进,他们先用庆大霉素＋头孢氨噻,后来用丁胺卡那＋头孢曲松,均有高效。新德里最近用泰能对 1 例多发性脑脓肿的新生儿治疗,多次穿刺及药物治疗,4 周后改变了预后。

(四)诺卡菌脑脓肿

诺卡菌脑脓肿原来报道很少,但于近 20 年来,此种机会性致病菌所致的脑脓肿的报道增加很快。诺卡菌可见于正常人的口腔,革兰氏阳性,在厌氧或微需氧条件下生长。此菌属于放线菌的一种,有较长的菌丝,发展缓慢且容易形成顽固的厚壁脓肿,极似脑瘤,过去的病死率高达 75％,或 3 倍于其他细菌性脑脓肿。但由于抗生素的发展,病死率已迅速降低。

诺卡菌有百余种,引起人类疾病的主要有六种,但星形诺卡菌最为多见,常由呼吸道开始,半数经血播散至全身器官,但对脑和皮下有特别的偏爱。20 世纪 50 年代有人综合 68 例中肺占 64.7％,皮下32.3％,脑 31.8％(互有并发),心、肾、肝等则很少,威斯康星 1 例 13 岁女孩,诊为风湿热,脑血管造影定位,整块切除,脓液见许多枝片状菌丝,术后用青霉素治愈。

时至今日,CT、MRI 的强化环可精确定位。墨西哥 1 例 DWI 的高信号,PMRS 检出乳酸峰、氨基酸峰,可定位与定性,用磺胺药(TMP/SMZ)可治愈。欧美有些报道从分子医学定性,通过 16S rDNA PCR 扩增法,及 hsp 65 序列分

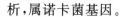

析,属诺卡菌基因。

处理:TMP/SMZ 可透入 CSF,丁胺卡那、泰能、头孢曲松、头孢噻肟,均有效。由于为慢性肉芽肿性脑脓肿,切除更为安全。

(五)曲霉脑脓肿

曲霉是一种广泛存在于蔬菜、水果、粮食中的真菌,其孢子可引起肺部感染,是一种条件致病菌,当机体抵抗力低下时,可经血循环播散至颅内,造成多发或多房脑脓肿。最多见的有烟曲霉和黄曲霉,可发生于脑的任何部位。广州于近3年报道了2例肺和脑的多发性烟曲霉脑脓肿。纽约报道1例眶尖和脑的多发性烟曲霉并诺卡菌脑脓肿。此两患者都先有其他疾病,说明抵抗力降低在先。广州的病例先有胆管炎、肺炎、伴胸腔积液,后来发现脑部有 11 个脑脓肿(2～3 cm居多)。纽约的患者先有脊髓发育不良性综合征,贫血和血小板缺乏症,以后眶尖和脑部出现许多强化环(脑脓肿),先后活检,发现不同的致病菌。病程相当复杂,均出现偏瘫,前者曾意识不清,多处自发性出血;后者有失控性眼后痛,发展成海绵窦炎,表现出第Ⅳ～Ⅵ脑神经麻痹,中途还因坏死性胆管炎手术一次。处理结果尚好,两者都用两性霉素,前者静脉和鞘内并用,脓肿和脑室引流;后者加用米诺环素和泰能,分别于 4 个半月和半年病灶全消,但后者于2年后死于肺炎。

曲霉脑脓肿的 CT、MRI 与其他脑脓肿类似。麻省总医院曾研究 6 例,其 DWI 为高信号,但 ADC 均值较一般脑脓肿为低,(0.33 ± 0.6)mm/s,此脓液反映为高蛋白液。

处理:主张持积极态度。过去免疫缺陷患者发生曲霉脓肿的死亡率近乎100%。加州大学对4例白血病伴发本病患者,在无框架立体定向下切除多发脑脓肿及抗真菌治疗,逆转了病情,除 1 例死于白血病外,3 例有完全的神经病学恢复。最近,英国1例急性髓性白血病伴发本病,用两性霉素、伊曲康唑几乎无效,新的伏利康唑由于其 BBB 的穿透力好,易达到制真菌浓度而治疗成功。

(六)垂体脓肿

垂体脓肿自首例报道至 1995 年已经约有 100 例的记载。最近 10 年,仅北京报道就有 12 例。

从发病机制来看,有两种意见,一类是真性脓肿,有人称为"原发性"垂体脓肿,通过邻近结构炎症播散,或远途血行感染,或头面部吻合血管逆行感染,使正常垂体感染形成脓肿,或垂体瘤伴发脓肿;另一类是类脓肿,即"继发性"垂体脓肿,是指垂体瘤、鞍内颅咽管瘤等情况下,局部血循环紊乱,瘤组织坏死、液化也形成"脓样物质",向上顶起鞍隔,压迫视路,似垂体脓肿,但不发热,培养也无细菌生长,实际有所不同。

垂体脓肿常先有感染症状,同时有鞍内脓肿膨胀的表现,剧烈头痛和视力骤降是两大特点。Jain 等指出视力、视野变化可占 75%～100%。最近,印度 1 例 12 岁女孩,急性额部头痛,双视力严重"丧失",强化 MRI 诊断,单用抗生素治疗。但垂体脓肿大多发展缓慢,一年以上的占多数,突出表现是垂体功能衰减,尤其是较早出现垂体后叶受损的尿崩症多见。协和医院 7 例中 5 例有尿崩,天坛医院 2 例垂体脓肿患者在 3 个月以内就出现尿崩,其中 1 例脓液培养有大肠埃希菌。日本有 1 例 56 岁男性,垂体脓肿,同时有无痛性甲状腺炎、垂体功能减退和尿崩症,Matsuno 等认为漏斗神经垂体炎或淋巴细胞性腺垂体炎,在术前和组织病理检查前鉴别诊断是困难的。这是慢性的真性垂体脓肿。由于垂体瘤的尿崩症只占 10%,故常以此区别两病。另外,垂体脓肿的垂体功能普遍减退是第三个特点,协和医院一组的性腺、甲状腺、肾上腺等多项内分泌功能检查低值,更为客观,并需用皮质醇来改善症状。

重庆今年报道 1 例月经紊乱、泌乳 3 个月,PRL 457.44 ng/mL,术中则抽出黏稠脓液,镜检有大量脓细胞,病理见垂体瘤伴慢性炎症,最后诊断是继发于垂体瘤的垂体脓肿。

鉴别垂体瘤囊变或其他囊性肿瘤,MRI 的 DWI 和 ADC 能显示其优越性。在早期阶段时,甲硝唑和第三代头孢菌素就可以对付链球菌、拟杆菌或变形杆菌。若已成大脓肿顶起视路,则经蝶手术向外放脓,电灼囊壁使其皱缩最为合理。

七、处理原则

(一)单纯药物治疗

理想的治疗是化脓性脑膜脑炎阶段消炎,防止脑脓肿的形成。最早是 1971 年有报道单纯药物治疗成功。1980 年加州大学(UCSF)的研究,找出成功的因素是:①用药早。②脓肿小。③药效好。④CT 观察好。该组 8 例的病程平均 4.7 周。成功的 6 例直径平均 1.7 cm(0.8～2.5 cm),失败的则为 4.2 cm(2～6 cm)(P＜0.001),故主张单纯药物治疗要＜3 cm。该组细菌以金葡、链球菌和变形杆菌为主,大剂量(青、氯、新青)三联治疗[青霉素 1 000 万 U,静脉注射,每天 1 次,小儿 30 万 U/(kg·d);氯霉量3～4 g,静脉注射,每天1次,小儿 50～100 mg/(kg·d),半合成新青Ⅰ,新青Ⅲ＞12 g,静脉注射,每天 1 次,

4～8周,对耐青者],效果好。CT观察1个月内缩小,异常强化3个半月内消退,25个月未见复发。

他们归纳指征:①高危患者。②多发脑脓肿,特别是脓肿间距大者。③位于深部或重要功能区。④合并室管膜炎或脑膜炎者。⑤合并脑积水需要CSF分流者。方法和原则同上述4条成功的因素。

(二)穿刺吸脓治疗

鉴于上述单纯药物治疗的脑脓肿直径都<2.5 cm,导致推荐>3 cm的脑脓肿就需要穿刺引流。理论是根据当时哈佛大学有学者研究,发现穿透BBB和脓壁的抗生素,尽管其最小抑菌浓度已经超过,但细菌仍能存活,此系抗生素在脓腔内酸性环境下失效。故主张用药的同时,所有脓液应予吸除,特别在当今立体定向技术下,既符合微创原则,又可直接减压。另外,还可以诊断(包括取材培养),且能治疗(包括吸脓、冲洗、注药或置管引流)。近年报道经1～2次穿吸,治愈率达80%～90%。也有人认为几乎所有脑脓肿均可穿刺引流和有效的抗生素治疗。钻颅的简化法—床旁锥颅,解除脑疝最快,更受欢迎。

(三)脑脓肿摘除术

开颅摘除脑脓肿是一种根治术,但代价较大,风险负担更重。指征:①厚壁脓肿。②表浅脓肿。③小脑脓肿。④异物脓肿。⑤多房或多发性脓肿(靠近)。⑥诺卡菌或真菌脓肿。⑦穿刺失败的脑脓肿。⑧破溃脓肿。⑨所谓暴发性脑脓肿。⑩脑疝形成的脓肿。开颅后可先于穿刺减压,摘除脓肿后可依情况内、外减压。创腔用过氧化氢及含抗生素溶液冲洗,应避免脓肿破裂,若有脓液污染更应反复冲洗。术后抗生素均应4～6周。定期CT复查。

(四)抗生素的联用

脓肿的微生物性质是脑脓肿治疗的基础,脓液外排和有效抗生素的应用是取得疗效的关键,由于近年来大量广谱抗生素的问世,对脑脓肿的治疗确实卓有成效,病死率大为降低。同时正因为脑脓肿的混合感染居多,目前采用的三联、四联用药,疗效尤其突出。

早年的青、氯、新青,对革兰氏阴性、革兰氏阳性、需氧、厌氧菌十分敏感,从心、肺来的转移性脑脓肿疗效肯定。对耳、鼻、牙源性脑脓肿同样有效。现在常用的青、甲、头孢,由于甲硝唑对拟杆菌是专性药,对细菌的穿透力强,不易耐药,价廉,毒副作用少,对强调厌氧菌脑脓肿的今天,此三联用药已成为首选,加上第三代头孢对需氧菌混合感染也是高效。上两组中偶有耐甲氧西林的金葡(MR-

SA），可将青霉素换上万古霉素，这是抗革兰氏阳性球菌中最强者，对外伤术后的脑脓肿高效。用头孢治疗儿童脑脓肿也有高效。伏利康唑治霉菌性脑脓肿，磺胺（TMP/SMZ）治诺卡菌脑脓肿，都是专性药。头孢曲松及丁胺卡那治枸橼酸菌新生儿脑脓肿也具有特效，已见前述。亚胺培南对高龄、幼儿、免疫力低下者，对绝大多数厌氧、需氧、革兰氏阴性、革兰氏阳性菌和多重耐药菌均具强力杀菌，是目前最广谱的抗生素，可用于危重患者。脑脓肿破裂或伴有明显脑膜炎时，鞘内注药也是一种方法，其剂量是丁胺卡那每次 10 mg，庆大霉素每次 2 万 U，头孢曲松每次 25～50 mg，万古霉素每次 20 mg，半合成青霉素苯唑西林每次 10 mg，氯唑西林每次 10 mg，小儿减半，生理盐水稀释。

第七节　蛛网膜下腔出血

蛛网膜下腔出血（SAH）是各种原因引起的脑血管突然破裂，血液流至蛛网膜下腔的统称。它并非一种疾病，而是某些疾病的临床表现，其中 70%～80%属于外科范畴。临床将蛛网膜下腔出血分为自发性和外伤性两类。本节仅述自发性蛛网膜下腔出血，占急性脑血管意外的 15%左右。

一、病因

自发性蛛网膜下腔出血常见的病因为颅内动脉瘤和脑（脊髓）血管畸形出血，约占自发性蛛网膜下腔出血的 70%，前者较后者多见。其他原因有动脉硬化、脑底异常血管网症（烟雾病，Moyamoya 病）、颅内肿瘤卒中、血液病、动脉炎、脑炎、脑膜炎及抗凝治疗的并发症，但均属少见。

二、临床表现

(一)出血症状

发病前多数患者有情绪激动、用力、排便、咳嗽等诱因。发病突然，有剧烈头痛、恶心呕吐、面色苍白、全身冷汗。半数患者可出现精神症状，如烦躁不安、意识模糊、定向力障碍等。以一过性意识障碍多见，严重者呈昏迷状态，甚至出现脑疝而死亡。20%出血后有抽搐发作。有的还可出现眩晕、项背痛或下肢疼痛。脑膜刺激征明显，常在蛛网膜下腔出血后 1～2 天出现。

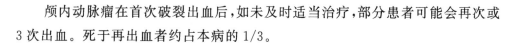

颅内动脉瘤在首次破裂出血后,如未及时适当治疗,部分患者可能会再次或 3 次出血。死于再出血者约占本病的 1/3。

(二)脑神经损害

以一侧动眼神经麻痹常见,占 6%～20%,提示存在同侧颈内动脉-后交通动脉瘤或大脑后动脉瘤。

(三)偏瘫

在出血前后出现偏瘫和轻偏瘫者约占 20%。由病变或出血累及运动区皮质和其传导束所致。

(四)视力视野障碍

蛛网膜下腔出血可沿视神经鞘延伸,眼底检查可见玻璃体膜下片块状出血,发病后 1 小时内即可出现,这是诊断蛛网膜下腔出血的有力证据。出血量过大时,血液可浸入玻璃体内,引起视力障碍。10%～20% 可见视盘水肿。当视交叉、视束或视放射受累时产生双颞偏盲或同向偏盲。

(五)其他

约 1% 的颅内动静脉畸形和颅内动脉瘤可出现颅内杂音。部分蛛网膜下腔出血发病后数天可有低热。

临床常见的自发性蛛网膜下腔出血的鉴别诊断见表 8-4。

表 8-4　自发性蛛网膜下腔出血的鉴别诊断

鉴别指标	动脉瘤	动静脉畸形	动脉硬化	烟雾病	脑瘤卒中
发病年龄	40～60 岁	<35 岁	>50 岁	青少年多见	30～60 岁
出血前症状	无症状,少数动眼神经麻痹	常见癫痫发作	高血压史	可见偏瘫	颅压高和病灶症状
血压	正常或增高	正常	增高	正常	正常
复发出血	常见且有规律	年出血率2%	可见	可见	少见
意识障碍	多较严重	较重	较重	有轻有重	较重
脑神经麻痹	第Ⅱ～Ⅵ对脑神经	无	少见	少见	颅底肿瘤常见
偏瘫	少见	较常见	多见	常见	常见
眼症状	可见玻璃体出血	可有同向偏盲	眼底动脉硬化	少见	视盘水肿
CT 检查	蛛网膜下腔高密度	增强可见 AVM 影	脑萎缩或梗死灶	脑室出血铸型或梗死灶	增强后可见肿瘤影

续表

鉴别指标	动脉瘤	动静脉畸形	动脉硬化	烟雾病	脑瘤卒中
脑血管造影	动脉瘤和血管痉挛	动静脉畸形	脑动脉粗细不均	脑底动脉异常血管团	有时可见肿瘤染色

三、诊断

(一)头颅 CT

诊断急性 SAH 准确率几近 100％,显示脑沟与脑池密度增高。颈内动脉瘤破裂出血以大脑外侧裂最多。大脑中动脉瘤破裂血液积聚患侧外侧裂,也可流向环池、纵裂池。基底动脉瘤破裂后,血液主要聚积于脚间池与环池附近。出血后第 1 周内 CT 显示最清晰,1～2 周后出血逐渐吸收。

(二)头颅 MRI

发病后 1 周内的急性 SAH 在 MRI 很难查出,但可见动脉瘤及动静脉畸形等表现,磁共振血管造影(MRA)是非创伤性的脑血管成像方法,对头颈及颅内血管性疾病可作为诊断的筛选手段。

(三)脑血管造影

脑血管造影是确定 SAH 病因的必须手段,应视为常规检查。尽早检查,能及时明确动脉瘤大小、部位、单发或多发,有无血管痉挛;动静脉畸形的供应动脉和引流静脉,以及侧支循环情况。

(四)腰椎穿刺

对 CT 已确诊的 SAH 不再需要做腰穿检查。因为伴有颅内压增高的 SAH,腰穿可能诱发脑疝。如为动脉瘤破裂造成的 SAH,腰穿有导致动脉瘤再次破裂出血的危险。

四、治疗

(一)一般治疗

出血急性期,患者应绝对卧床休息,可应用止血剂。头痛剧烈者可给止痛、镇静剂,并应保持大便通畅。当伴颅内压增高时,应用甘露醇溶液脱水治疗。

(二)尽早病因治疗

如开颅动脉瘤夹闭,动静脉畸形或脑肿瘤切除等。

参考文献

［1］李斌.儿科疾病临床诊疗实践［M］.开封:河南大学出版社,2020.

［2］郝菊美.现代儿科疾病诊疗［M］.沈阳:沈阳出版社,2020.

［3］刘峰.现代儿科疾病诊疗学［M］.长春:吉林科学技术出版社,2019.

［4］王章星.儿科疾病临床诊疗及进展［M］.北京:科学技术文献出版社,2019.

［5］董洪贞.实用临床儿科疾病诊疗思维与实践［M］.长春:吉林科学技术出版社,2020.

［6］徐明.儿科疾病基础与临床诊疗学［M］.天津:天津科学技术出版社,2020.

［7］黄柏枝,谢晓丽,罗建峰.临床常见儿科疾病诊疗技术［M］.上海:上海交通大学出版社,2018.

［8］郝民.实用儿科疾病临床诊疗［M］.昆明:云南科技出版社,2019.

［9］杜爱华.儿科诊疗技术与临床实践［M］.北京:科学技术文献出版社,2020.

［10］王艳霞.精编儿科疾病诊断与治疗［M］.长春:吉林科学技术出版社,2020.

［11］王禹等.现代儿科疾病诊疗与临床实践［M］.北京:科学技术文献出版社,2018.

［12］徐维民.儿科疾病临床诊疗进展与实践［M］.上海:同济大学出版社,2019.

［13］王惠萍.临床儿科疾病治疗学［M］.北京:中国纺织出版社,2020.

［14］李霞.实用儿科疾病诊疗学［M］.长春:吉林科学技术出版社,2019.

［15］田静.实用常见儿科疾病诊治学［M］.天津:天津科学技术出版社,2020.

［16］万忆春.实用儿科疾病诊疗精要［M］.长春:吉林科学技术出版社,2019.

［17］陈慧等.现代儿科疾病预防与诊治［M］.北京:科学技术文献出版社,2018.

［18］郭燕.临床儿科诊疗思维与实践［M］.长春:吉林科学技术出版社,2020.

［19］曹娜.儿科常见疾病诊断与治疗［M］.北京:科学技术文献出版社,2018.

[20] 闫军.实用儿科常见疾病诊疗实践[M].长春:吉林科学技术出版社,2019.

[21] 萧建华.儿科临床规范诊疗与新进展[M].北京:科学技术文献出版社,2020.

[22] 高艳萍.儿科疾病诊疗指南[M].天津:天津科学技术出版社,2019.

[23] 祝润芝.现代临床儿科疾病诊疗[M].北京:科学技术文献出版社,2018.

[24] 何泉.实用儿科疾病诊疗常规[M].昆明:云南科技出版社,2019.

[25] 刘莹.儿科疾病临床诊疗思维[M].长春:吉林科学技术出版社,2019.

[26] 于刚.儿科疾病诊疗与进展[M].昆明:云南科技出版社,2018.

[27] 王健.新编临床儿科诊疗精粹[M].上海:上海交通大学出版社,2020.

[28] 王军.儿科疾病临床规范诊疗与新进展[M].天津:天津科学技术出版社,2019.

[29] 刘淑芬.实用儿科疾病诊疗常规[M].昆明:云南科技出版社,2019.

[30] 李倩.临床儿科常见病诊疗精要[M].北京:中国纺织出版社,2020.

[31] 贾海霞.儿科疾病诊疗[M].昆明:云南科技出版社,2018.

[32] 孙瑞君,鲍春,汪世平,等.儿科疾病诊疗新技术与临床实践[M].北京:科学技术文献出版社,2019.

[33] 王利然.临床儿科疾病诊疗学[M].武汉:湖北科学技术出版社,2018.

[34] 张姣姣.实用儿科常见病临床诊疗[M].北京:科学技术文献出版社,2020.

[35] 许铖.现代临床儿科疾病诊疗学[M].天津:天津科学技术出版社,2020.

[36] 隋坤鹏,孙一丹,王海燕,等.川崎病治疗研究的新进展[J].医学综述,2021,27(1):110-115.

[37] 张连华.儿童过敏性紫癜临床诊治分析[J].中国社区医师,2021,37(5):83-84.

[38] 安森亮.克拉霉素联合替硝唑治疗小儿胃炎的价值研究[J].世界复合医学,2021,7(5):15-17+24.

[39] 李东秀.小儿呼吸系统疾病的诊治现状[J].世界复合医学,2020,6(9):196-198.

[40] 马小朵.CT诊断小儿肺炎支原体肺炎的价值[J].影像研究与医学应用,2021,5(10):83-84.